© 2016 Jasper Caven

Dunckerstraße 35

10439 Berlin

www.jasper-caven.de

Herstellung und Verlag:

Bod – Books on Demand, Norderstedt

ISBN: 978-3-741-28242-3

Cover Foto: Benjamin Hultsch

Cover: Stephanie Weßel

Bibliografische Information der Deutschen Nationalbibliothek: Die Deutsche Nationalbibliothek verzeichnet diese Publikation in der Deutschen Nationalbibliografie; detaillierte bibliografische Daten sind im Internet über www.dnb.de abrufbar.

Jasper Caven

Ernährung mit Plan

Hinweis

Das Werk, einschließlich aller seiner Teile, ist urheberrechtlich geschützt. Das Werk darf – auch teilweise – nur mit schriftlicher Genehmigung des Autors wiedergegeben werden. Dies gilt sowohl für die Speicherung als auch für die Vervielfältigung oder Veröffentlichung, sowohl von Texten als auch von Grafiken oder Tabellen.

Haftungsausschluss

Die Benutzung dieses Buches und die Umsetzung der darin enthaltenen Informationen erfolgt ausdrücklich auf eigenes Risiko. Der Autor kann für Schäden jeder Art, die sich durch Anweisungen dieses Buches ergeben, aus keinem Rechtsgrund eine Haftung übernehmen. Das Werk inklusive aller Inhalte wurde unter größter Sorgfalt erarbeitet. Der Autor übernimmt jedoch keine Gewähr für die Aktualität, Korrektheit, Vollständigkeit und Qualität der bereitgestellten Informationen. Druckfehler und Falschinformationen können nicht vollständig ausgeschlossen werden. Es kann keine juristische Verantwortung sowie Haftung in irgendeiner Form für fehlerhafte Angaben und daraus entstandene Folgen vom Autor übernommen werden.

Über den Autor

Jasper Caven wurde 1991 in Berlin geboren und ist studierter Ernährungsberater und Personal Trainer. 2014 erwarb er den Bachelor in Ernährungsberatung an der Deutschen Hochschule für Prävention und Gesundheitsmanagement. Zusätzlich erwarb er über zehn Lizenzen an der BSA-Akademie und schaut auf über acht Jahre Erfahrung in den Bereichen Ernährung und Training zurück.

Ehrlich gesagt lese ich nur selten Vorwörter…

und widme mich gleich dem Buch. In diesem Fall hoffe ich jedoch, dass ihr euch die Zeit nehmt, um meinen Kollegen und Freund, Jasper Caven, und dessen bemerkenswerte Arbeit näher kennenzulernen.

Denn wer kennt sie nicht, die Mythen von lokaler Fettverbrennung oder dem speziellen Training für Problemzonen. Noch immer schwirren etliche Fehlinformationen in den Köpfen vieler Menschen herum und es Bedarf nach wie vor Aufklärung. Dinge wie „Fett macht fett", „zu viele Kohlenhydrate machen fett" oder „wie einseitig doch vegane Ernährung sei".

Jasper Caven wird in diesem Buch aufklären und mit sämtlichen Mythen rund um das Thema Ernährung aufräumen. Neben seinem Studium der Ernährungsberatung zeichnet er sich durch den steten Drang nach Weiterentwicklung und praktischer Anwendung aus.
Seine konstante Weiterbildung und den Wunsch nach Aufklärung kann man schon fast als „Obsession" bezeichnen. Genau das ist der Grund, warum dieses Buch nur zum Erfolg führen kann. Nicht nur für den Autor, sondern auch für den Leser!

Das Werk erklärt sachlich alle Fakten zum Thema Ernährung und zeigt mehrere Wege auf, um ans Ziel zu gelangen. Autor Jasper Caven ernährt sich selbst vegan, schließt jedoch in diesem Buch andere Ernährungsweisen nicht aus und geht gezielt auf die jeweiligen Vor- und Nachteile ein. Obendrein untermauert er all seine Thesen und fügt über einhundert Studien ein.

Zu guter Letzt möchte ich meine Freude über dieses Buch zum Ausdruck bringen. Vor allem, wenn man bedenkt, wie es um das heutige Ernährungsbewusstsein unserer Gesellschaft steht. Es hat den Anschein, als würde die Kluft zwischen übergewichtigen Sportmuffeln und bewusst lebenden Fitnessbegeisterten immer grösser. Jasper Caven leistet mit diesem Buch einen wichtigen Beitrag, diese Kluft zu schließen.

Kurz um, wenn Du dieses Buch gelesen und verinnerlicht hast, wirst Du in der Lage sein, Deinen eigenen Weg zu gehen und jede nötige Information haben, um den „für Dich richtigen Lifestyle" zu leben.

Ich wünsche euch viel Spaß und Erfolg dabei!

Johannes Luckas

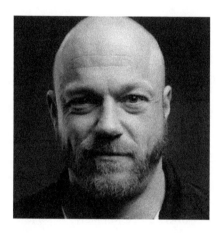

ERNÄHRUNG MIT PLAN 3
HINWEIS 4
HAFTUNGSAUSSCHLUSS 4
ÜBER DEN AUTOR 5
EHRLICH GESAGT LESE ICH NUR SELTEN VORWÖRTER... 6
1. GRUNDLAGEN 12

STOFFWECHSEL 12
ENERGIEBEREITSTELLUNG 15
Was ist Kreatin? 20
Bedeutung für den Muskelaufbau 21
Vorkommen von Kreatin 21
Einnahme von Kreatin 24
GRUNDLAGEN DER MAKRONÄHRSTOFFE 27
Eiweiß 28
Kohlenhydrate 33
Fette 45

2. KALORIENBEDARF 52

KALORIENOPTIMIERUNG FÜR DEN MUSKELAUFBAU 57
Egal wie viel ich esse, ich nehme nicht zu 57
KALORIENOPTIMIERUNG ZUM ABNEHMEN 59
Sättigungsmechanismen 60
Ich esse kaum noch was und nehme trotzdem nicht ab 61
Kalorienoptimierung für Adipöse 68
Ladetage 71
ZUSAMMENFASSUNG VON KAPITEL 2 74

3. MAKRONÄHRSTOFFE 75

WIE VIEL PROTEIN BRAUCHE ICH? 75
WIE VIELE KOHLENHYDRATE BRAUCHE ICH? 79
So beeinflussen Kohlenhydrate deinen Muskelaufbau 79
So beeinflussen Kohlenhydrate die Fettreduktion 81
Low-Carb 81

Ist Fett für den Muskelaufbau notwendig? 88
Unterstützt Fett das Abnehmen? 89
Makronährstoffverteilung 90
Zusammenfassung von Kapitel 3 93

4. MIKRONÄHRSTOFFE 94

Gefahren bei einer Über- oder Unterversorgung der einzelnen Mikronährstoffe 97
Vitamin D 107
Richtig sonnenbaden 112
Zusammenfassung von Kapitel 4 113

5. GESUNDE ERNÄHRUNG 114

Einfluss von Eiweiß auf die Gesundheit 116
Einfluss von Kohlenhydraten auf die Gesundheit 117
Einfluss von Fett auf die Gesundheit 119
Auswirkungen von Omega-3- und Omega-6-Fettsäuren 119
Transfettsäuren machen krank 121
Zusammenfassung von Kapitel 5 122

6. TRINKMENGE 123

Flüssigkeitszufuhr 124
Flüssigkeitsmangel 125
Alkohol 127
Koffein 130
Süßstoff 130
Einfluss von Süßstoff auf die Fettreduktion 132
Zusammenfassung von Kapitel 6 133

7. MAHLZEITEN- UND NÄHRSTOFF-TIMING 134

Fasten 136
Wann sollte ich Eiweiß zuführen? 137
Wie viel Eiweiß kann ich pro Mahlzeit aufnehmen? 139
Machen mich Kohlenhydrate am Abend dick? 141
Zusammenfassung von Kapitel 7 142

8. ERNÄHRUNG RUND UMS TRAINING 143

VOR DEM TRAINING 143
IM TRAINING 144
NACH DEM TRAINING 144
Einfluss auf die Regeneration 146
Einfluss auf das Immunsystem 147
ZUSAMMENFASSUNG VON KAPITEL 8 151

9. REGENERATION 152

MAßNAHMEN ZUR UNTERSTÜTZUNG DER REGENERATION: 154
ZUSAMMENFASSUNG VON KAPITEL 9 156

10. VEGANE ERNÄHRUNG 157

VEGANER MUSKELAUFBAU 158
Komme ich vegan auf meine nötigen Kalorien? 158
Ist tierisches Protein hochwertiger als pflanzliches? 159
Die Auswirkung von Soja auf den Östrogenspiegel 161
VEGAN ABNEHMEN 162
GESUNDE ERNÄHRUNG 163
DIE BESTEN VEGANEN MAKRONÄHRSTOFFQUELLEN 164
Vegane Proteinquellen 164
Vegane Kohlenhydratquellen 165
Vegane Fettquellen 165
MANGELERSCHEINUNGEN DURCH VEGANE ERNÄHRUNG 166
Eisen 167
Calcium 168
Vitamin B12 169
AUF VEGAN UMSTELLEN 170
ZUSAMMENFASSUNG VON KAPITEL 10 172

DIE PRAKTISCHE SCHRITT FÜR SCHRITT ANLEITUNG 173

SCHRITT 1 173
SCHRITT 2 173
SCHRITT 3 174
SCHRITT 4 175
SCHRITT 5 175

SCHRITT 6 175
SCHRITT 7 176
SCHRITT 8 176
SCHRITT 9 177
SCHRITT 10 177
BEISPIEL ERNÄHRUNGSPLÄNE: 178
QUELLEN 183
ABBILDUNGS-, TABELLEN- UND ABKÜRZUNGSVERZEICHNIS
.. 200
ABBILDUNGSVERZEICHNIS 200
TABELLENVERZEICHNIS 200
ABKÜRZUNGSVERZEICHNIS 202

1. Grundlagen

Die Grundlagen über die wichtigsten Stoffwechselprozesse, wie die Energiebereitstellung in der Zelle funktioniert und welche Makronährstoffe es gibt, das ist die Basis für die weiteren Kapitel. Auf die folgenden Grundlagen bauen die späteren Kapitel zur exakten Ernährungsplanung auf.

Stoffwechsel

In deinem Körper laufen in jeder Sekunde gleichzeitig tausende Stoffwechselprozesse ab. Wenn von einem schnellen oder langsamen Stoffwechsel die Rede ist, wird meist nur der Kalorienverbrauch gemeint. Dies liegt daran, dass die Kalorienbilanz die wichtigste Stellschraube ist, wenn du zunehmen oder abnehmen möchtest. Der Stoffwechsel umfasst jedoch noch weitere Prozesse.

Definition von Stoffwechsel:

„Der Stoffwechsel umfasst Aufnahme, Transport und chemische Umwandlung von Stoffen in einem Organismus, sowie die Abgabe von Stoffwechselendprodukten an die Umgebung."
Es laufen also dauerhaft anabole (aufbauende), aber auch katabole (abbauende) Prozesse im Körper ab. Überwiegen die anabolen Prozesse nimmst du zu, überwiegen die katabolen, nimmst du ab.

Kalorienbilanz:

- Isst du mehr Kalorien als du benötigst, nimmst du zu.
- Isst du genau so viel Kalorien wie du benötigst, bleibt dein Gewicht gleich.
- Isst du weniger Kalorien als du benötigst, nimmst du ab.

Hier wird schnell deutlich, dass man nicht gleichzeitig optimal Muskeln aufbauen und sein Körperfett reduzieren kann.

Der Normalbereich für einen Mann liegt bei 10-20 % Körperfett. Für eine Frau liegt der Normalbereich bei 20-30 % Körperfett. Grundsätzlich sollte jedoch der Muskelaufbau deine Priorität sein. Denn je mehr Muskulatur du hast, desto schneller nimmst du später durch eine Diät ab.

Wenn du dich mit deinem aktuellen Körperfettanteil unwohl fühlst oder dieser über dem Normalbereich liegt, solltest du dich dennoch die ersten Monate auf die Fettreduktion konzentrieren. Denn kurzfristig kannst du schneller Fett abnehmen als Muskeln aufbauen. Ein Körperfettanteil, der weit über dem Normalbereich liegt, kann deinen Muskelaufbau aufgrund der Hormone verlangsamen und deine Gesundheit gefährden.

Planung als Mann

Körperfettanteil	Planung
bis 20 %	Muskelaufbau
20-30 %	kurzfristig: Fettreduktion langfristig: Muskelaufbau
ab 30 %	Fettreduktion

Tabelle 1: Planung des Körperfettanteils als Mann

Planung als Frau

Körperfettanteil	Planung
bis 30 %	Muskelaufbau
30-40 %	kurzfristig: Fettreduktion langfristig: Muskelaufbau
ab 40 %	Fettreduktion

Tabelle 2: Planung des Körperfettanteils als Frau

Energiebereitstellung

Alle energiereichen Nährstoffe, dazu zählen insbesondere Proteine, Kohlenhydrate und Fette aus deiner täglichen Ernährung, werden in der Zelle zu einer Phosphatverbindung umgebaut. Unsere Zellen können nur diese als Energiequelle nutzen. Die universelle Energiewährung aller Zellen ist das Adenosintriphosphat (ATP).

Deine Muskelzellen werden beim Training stark belastet. Um der Belastung gerecht zu werden, benötigen sie Energie. Um diese Energie bereitzustellen, wird eine energiereiche Phosphatbindung von ATP in der Zelle abgespalten. Dabei wird Energie freigesetzt, welche nun für energieverbrauchende Prozesse genutzt werden kann. Übrig bleibt ein Molekül mit einer Phosphatbindung weniger, nämlich Adenosindiphosphat (ADP).

ATP + Wasser → ADP + Phosphat + Energie

Bei starker Belastung ist das ATP sehr schnell verbraucht. Neues ATP aus Fettsäuren oder Glucose zu gewinnen dauert verhältnismäßig lange. Der Körper möchte aber schnell wieder Energie bereitstellen. Nun kommt das Kreatin ins Spiel: Die energiereiche Phosphatbindung des Kreatins, Kreatinphosphat (KrP), wird wirksam. Das Kreatinphosphat gibt sein eigenes Phosphat ab und macht somit aus einem ADP mit zwei Phosphaten wieder ein ATP mit drei Phosphaten.

KrP + ADP → Kreatin + ATP

Die ATP-Reserven in der Zelle reichen also immer für die ersten 3-5 Sekunden der Belastung. Dies ermöglicht es uns, blitzschnell in Gefahrensituationen zu reagieren. Mit der Hilfe des KrP kann die Belastung ca. 20-30 Sekunden aufrechterhalten werden. Wenn du Kreatin supplementierst, kannst du diesen Bereich eventuell sogar noch um einige Sekunden erweitern.

Geht die Belastung darüber hinaus, muss der Körper auf Kohlenhydrate oder Fett zurückgreifen, um neues ATP zu synthetisieren. Eiweiß spielt bei der Energiebereitstellung eine untergeordnete Rolle. Bei extremen Belastungen, einer sehr eiweißreichen Kost oder einer kohlenhydratreduzierten Ernährung, wird Eiweiß teilweise zu Glucose umgebaut und fließt somit in den Energiestoffwechsel ein. Welcher Nährstoff verbrannt wird, hängt primär von der Belastungsintensität ab. Bei maximaler Intensität ist der Körper darauf angewiesen, schnell neues ATP zu synthetisieren. Er nutzt hierfür primär die Kohlenhydrate. Bei submaximalen Belastungen kann er seine Kohlenhydratspeicher schonen und verbrennt primär Fett. Grundlegend unterscheidet man hierbei zwischen der anaeroben Energiebereitstellung, also der Energiebereitstellung ohne die Zuhilfenahme von Sauerstoff, und der aeroben Energiebereitstellung, also der Energiebereitstellung mit der Zuhilfenahme von Sauerstoff.

Anaerob können nur Kohlenhydrate verstoffwechselt werden. Biochemisch nennt man diesen Vorgang anaerobe Glykolyse. Im Gegensatz zur aeroben Energiebereitstellung findet die anaerobe Glykolyse nicht im Mitochondrium (dem „Kraftwerk" der Zelle") sondern im Zellplasma statt. Dies ist die schnellste Variante (abgesehen von Kreatinphosphat), um ATP zu synthetisieren. Der Nachteil ist jedoch, dass die Methode aufgrund ihrer Geschwindigkeit an Effizienz einbüßt. Werden Kohlenhydrate anaerob verstoffwechselt, liefern sie nur etwa 5 % der Energie, welche sie mit Sauerstoff liefern würden. Dennoch sind wir auf die anaerobe Glykolyse angewiesen, da sie diese intensiven Belastungen, über 30 Sekunden Dauer, überhaupt erst ermöglicht. Nach ca. 2-3 Minuten bei 100 % der möglichen Belastungsintensität muss die Belastung zwangsläufig gesenkt werden. Denn bei der anaeroben Glykolyse kommt es zu einer vermehrten Bildung von Laktat (Milchsäure), welches eine starke Übersäuerung im Blut und in der Zelle auslöst. Diese Übersäuerung führt nicht nur zu Schmerzen, sondern beeinflusst auch den Zellstoffwechsel, was zur Reduzierung der Belastung führt. Anschließend greift die aerobe Energiebereitstellung. Hierbei ist die Energiebereitstellung zwar nicht mehr schnell genug, um maximale

Intensitäten zu erzeugen, dafür fällt jedoch auch kein Laktat an. Die aerobe Glykolyse ist hierbei immer noch schneller als die Beta-Oxidation (Fettverbrennung). Wird die Belastung also weiter so intensiv wie es noch geht ausgeführt, werden primär Kohlenhydrate mit der Zuhilfenahme von Sauerstoff verbrannt. So kann die Belastung für ca. 60-90 Minuten aufrechterhalten werden. Anschließend sind die begrenzten Kohlenhydratspeicher im Körper aufgebraucht. Daraufhin wird die Energie nur noch aus der Beta-Oxidation bezogen. Hierbei muss die Belastung abermals gesenkt werden. Der Übergang erfolgt jedoch fließend. Schon in den ersten Minuten beginnt der Körper auch Fett als Energielieferanten zu nutzen. Die folgende Tabelle zeigt, wie viel Energie, ab welcher Belastungsdauer, aus der Fettverbrennung bereitgestellt wird.

Belastungsdauer	Bereitgestellte Energie durch Fettverbrennung
3 Minuten	5 %
30 Minuten	10 %
60 Minuten	20 %
75 Minuten	40 %
90 Minuten	50 %
> 90 Minuten	90 %

Tabelle 3: Prozentuale Energiebereitstellung durch Fett

Ich möchte das Ganze noch einmal an einem Beispiel verdeutlichen: Stell dir vor du gehst auf eine 400-Meter-Bahn und rennst so schnell du kannst. Die ersten 200 Meter wirst du das Gefühl haben, die 400 Meter ohne Probleme in diesem Tempo durchlaufen zu können. Doch auf einmal wirst du langsamer, es fühlt sich an, als hättest du

Gegenwind. Was hier passiert, ist dass das Kreatinphosphat aufgebraucht ist und du nun über Kohlenhydrate (anaerobe Glykolyse) Energie beziehst. Obwohl du langsamer geworden bist, läufst du weiter, so schnell du eben noch kannst. Du beendest die ersten 400 Meter und das Laufen wird immer anstrengender. Nach 600 Metern schmerzen deine Beine so stark (Laktatbildung), dass du die Geschwindigkeit erneut drosseln musst. Nun setzt die aerobe Energiebereitstellung ein. Du bist nun deutlich langsamer, kannst in diesem Tempo jedoch, je nach Trainingsgrad, weitere 60-90 Minuten laufen und du schaffst z.b. ganze 10 Kilometer. Anschließend wirst du das Gefühl haben, du bist kaum schneller als ein Fußgänger, obwohl du versuchst so schnell zu joggen wie du kannst. Du möchtest am liebsten aufhören zu laufen und jeder Schritt ist die reinste Anstrengung. Die Kohlenhydratspeicher im Körper sind vollkommen aufgebraucht und du kannst nur noch Fett verbrennen. Würdest du nun z.B. eine Kohlenhydratlösung trinken, würdest du in wenigen Minuten neue Energie haben. Die folgende Grafik zeigt noch einmal die Nutzung der Nährstoffe bei 100 % Belastungsintensität.

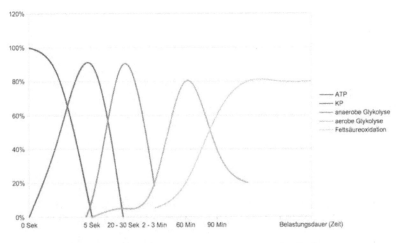

Abbildung 1: Energiebereitstellung in der Zelle

Während Ausdauersportler wie Marathonläufer und Triathleten davon profitieren, ihren Fettstoffwechsel und die aerobe Glykolyse zu trainieren, profitiert ein Kraftsportler aufgrund seiner kurzen, intensiven Belastungen von einem vergrößerten Kreatinspeicher. Hierfür ist die Unterscheidung der verschiedenen Muskelfasern wichtig. Auch wenn alle Muskelfasern nach dem beschriebenen Prinzip der Energiebereitstellung arbeiten, gibt es unterschiedliche Effizienzen in der aeroben und anaeroben Energiebereitstellung. Rote Muskelfasern (Auch Typ 1 oder langsam kontrahierende Muskelfasern genannt) arbeiten aerob effektiver, während weiße Muskelfasern (auch Typ 2 oder schnell kontrahierende Muskelfasern genannt) anaerob effektiver arbeiten.

Der Grund dafür, dass weiße Muskelfasern sowohl schneller als auch kräftiger als rote kontrahieren können, liegt auch an ihrer stärkeren Verknüpfung mit Nervenzellen. Durch den schnellen Verbrauch von ATP ermüden die weißen Muskelfasern jedoch sehr schnell. Die ATP-Synthese durch aerobe Stoffwechselprozesse ist hier bei maximalen Intensitäten zu langsam. Andere Formen der ATP-Synthese (KrP und Glukose) sind jedoch stark limitiert. Kreatin ist also nur in Sportarten effektiv, welche auf eine schnelle ATP-Synthese durch Kreatinphosphat angewiesen sind. Die folgende Tabelle zeigt einige Sportarten im Überblick in Hinblick auf den prozentual benutzten Anteil an weißen Muskelfasern.

Sportart	Prozentanteil weißer Muskelfasern
Marathon	19 %
Skilanglauf	38 %
Radfahren	41 %
Speerwerfen	50 %
Gewichtheben	55 %
Kugelstoßen	60 %
Sprint/Sprung	61 %

Tabelle 4: Prozentanteil weißer Muskelfasern (Daniels et al. 1979, Gollnick et al. 1972, Komi et al. 1977, Thorstenson et al. 1977)

Was ist Kreatin?

Kreatin ist eine natürlich im Körper auftretende Substanz, welche sowohl vom Menschen als auch von Tieren produziert wird. Dies ist auch der Grund, warum tierische Lebensmittel den größten Kreatingehalt aufweisen. Kreatin spielt eine zentrale Rolle bei Energiebereitstellungsprozessen sowie im Muskelmetabolismus. Kreatin füllt die Kreatinphosphatspeicher im Körper. Damit geht eine Vergrößerung des Zellvolumens und die Erhöhung des Kraftniveaus einher. Wenn Kreatin in Kombination mit Krafttraining benutzt wird, können durch die gesteigerte Kraftleistung schwerere Gewichte im Training eingesetzt werden, was zu einem verstärkten Muskelaufbau führt.

Bedeutung für den Muskelaufbau

Das gespeicherte Kreatin macht sich schnell optisch bemerkbar. Da es mit Wasser in der Muskulatur gebunden wird, nimmt man meist zu Beginn der Kreatin-Einnahme einige Kilo zu. Dies sorgt optisch für eine prallere und größere Muskulatur. Dieser Effekt endet jedoch, sobald man kein Kreatin mehr einnimmt, da dann das Wasser schnell aus der Muskulatur wieder ausgeschwemmt wird.

Der eigentliche Langzeiteffekt für den Muskelaufbau entsteht durch die beschriebene Energiebereitstellung. Diese sorgt dafür, dass du in deinem Krafttraining ein paar Wiederholungen mehr schaffst oder etwas mehr Gewicht benutzen kannst, da du länger Energie hast. Durch mehr Wiederholungen bzw. Gewicht wird deine Muskulatur intensiver trainiert. Und sie passt sich stärker an, indem sie mehr wächst (Volek & Rawson 2004).

Vorkommen von Kreatin

Die Biosynthese von Kreatin

Kreatin kann in der Leber über die Enzyme Glycin-Amidinotransferase, Guanidinoacetat-Methyltransferase und Methionin-Adenosyltransferase aus den Aminosäuren Arginin, Glycin und Methionin hergestellt werden (Cooper et al. 2012). Die Menge beträgt dabei etwa 1-2 g Kreatin am Tag. Mengen in diesem Bereich werden in etwa auch vom Körper verbraucht. Durch häufiges Krafttraining kann sich der Verbrauch von Kreatin erhöhen. Durch mehr Muskulatur erhöht sich aber auch die Menge des gespeicherten Kreatins, denn der Körper speichert das Kreatin zu 95 % in den Muskelzellen der Skelettmuskulatur. Die restlichen 5 % werden im Herzen, den Augen, den Nieren, im Gehirn und im Blut gespeichert. Die im Körper gespeicherte Menge Kreatin beträgt bei einer Person von 70 kg somit etwa 120-140 g. Diese Menge kann jedoch je nach Muskelmasse und Muskelfasertyp variieren.

Kreatin in Nahrungsmitteln

Kreatin kann auch über die Nahrung aufgenommen werden. Das sind etwa 1-2 g Kreatin pro Tag entsprechend der Lebensmittelauswahl und Menge. Auch die Eigenproduktion kann höher oder niedriger reguliert werden. Diese hängt von der zugeführten Kreatinmenge durch die Ernährung ab. Die folgende Tabelle zeigt eine Übersicht kreatinreichhaltiger Lebensmittel.

Lebensmittel	Kreatin pro 100 g
Hering	0,6-1 g
Schweinefleisch	0,5 g
Rindfleisch	0,45 g
Lachs	0,45 g
Thunfisch	0,4 g
Kabeljau	0,3 g
Muttermilch	0,1 g

Tabelle 5: Kreatin in Lebensmitteln

Kreatin-Nahrungsergänzungsmittel

Kreatin-Monohydrat

Kreatin ist als Nahrungsergänzungsmittel in vielen verschiedenen Formen wie Tabletten, Kautabletten, Kapseln, Liquid-Kreatin, Brause oder mit weiteren Zusätzen, wie einer Transportmatrix, erhältlich. Durchgesetzt haben sich hauptsächlich die Pulver- oder Kapselform. Ein stark limitierender Faktor von Kreatin-Monohydrat ist der Zerfall und das Ausscheiden des zugeführten Kreatins bevor es in der Zelle ist. Kreatin-Monohydrat ist die Basis jedes anderen Kreatin-Nahrungsergänzungsmittels, welches bessere Resultate verspricht. Studien belegen, dass keine Kreatinform bessere Resultate erzielt als reines Kreatin-Monohydrat (Jäger et al. 2011).

Kreatin-Ethyl-Ester-HCL

Kreatin-Ethyl-Ester-HCL ist im Grunde ein Kreatin-Monohydrat, dem ein zusätzliches Ester angeheftet wurde. Der Prozess der Zelleinschleusung soll durch das angeheftete Ester optimiert werden. Außerdem soll das Ester vor dem Zerfall des Kreatins im Magen schützen. Studien zeigen jedoch keinen größeren Effekt, verglichen mit Kreatin-Monohydrat (Katseres et al. 2009) (Spillane et al. 2009).

Kre-Alkalyn

Auch bei Kre-Alkalyn soll das Kreatin-Monohydrat vor dem Zerfall im Magen geschützt werden. Hierbei wird der pH-Wert des Kreatins angehoben, um im Magen resistenter gegen die Magensäure zu sein. Doch auch diese Kreatinform zeigt keinen Vorteil gegenüber reinem Monohydrat (Jagim et al. 2012).

Kreatin mit Transportmatrix

Bei dieser Form wird Kreatin-Monohydrat mit einer „Transportmatrix" vermischt. Bei der Transportmatrix handelt es sich in der Regel um Einfachzucker. Hierbei hilft der Insulin-Effekt von Einfachzucker beim Einschleusen von Kreatin in die Muskelzelle. Dafür kann Wachsmaisstärke oder Dextrose genutzt werden. Teilweise werden der Transportmatrix auch noch andere insulinogene Stoffe, wie die Aminosäure Leucin, hinzugefügt.

Einnahme von Kreatin

Grundlage bei allen Kreatin-Nahrungsergänzungsmitteln ist das Kreatin-Monohydrat. Dieses wird durch weitere Substanzen ergänzt oder anders aufbereitet, um entweder die Resorption oder die Verträglichkeit zu verbessern. Hierfür werden immer neue Kombinationen ausprobiert, von denen die meisten jedoch in der Wissenschaft oder in der Praxis keinen Zuspruch erlangen. Das Kreatin-Monohydrat zu supplementieren reicht also aus. Dies ist für Sportler vor allem deshalb interessant, weil die meisten anderen Produkte wesentlich teurer sind. Wer die Resorption von Kreatin optimieren möchte, kann dem Kreatin eine Transportmatrix, also Kohlenhydrate mit hohem glykämischen Index, beifügen. Kreatin sollte nicht mit Fett oder Casein-Protein eingenommen werden, da es sonst länger im Magen lagert und mehr Kreatin durch die Magensäure zerstört wird.

Dosierungsempfehlungen

Kreatin kann als Kur oder Dauereinnahme genutzt werden. Üblicherweise gibt es bei der Einnahme von Kreatin als Kur eine Ladephase. In dieser wird anfangs sehr viel Kreatin supplementiert. Sobald die Kreatinspeicher in der Muskulatur voll sind, kann weniger eingenommen werden.

In der Ladephase solltest du etwa 20 g Kreatin am Tag einnehmen.

Diese Phase dauert ca. eine Woche. Sie dient dazu, die Kreatinspeicher in der Muskelzelle möglichst schnell zu füllen. Dieser Status ist nach ca. 6-7 Tagen erreicht, weshalb dann mit einer Erhaltungsphase fortgeführt wird. Hierbei reicht die Einnahme von ca. 3-5 g Kreatin am Tag, um die Speicher weiter gefüllt zu halten. Der Vorteil dieser Methode ist, dass die Kreatinspeicher sehr schnell gefüllt werden. Der Nachteil ist, dass durch die anfangs hohen Mengen Kreatin oft Nebenwirkungen, wie Übelkeit oder Durchfall, auftreten. Um diese zu minimieren, werden die 20 g Kreatin nicht in einer Portion, sondern z.B. in vier Gaben à 5 g Kreatin über den Tag verteilt zugeführt.

Die zweite Variante ist die dauerhafte Einnahme von 3-5 g Kreatin am Tag. Hierbei dauert das Füllen der Kreatinspeicher zwar länger, meist treten jedoch deutlich weniger Nebenwirkungen auf. In diesem Fall wird der gleiche Füllstand der Kreatinspeicher erreicht wie in Methode eins, es wird hierfür nur mehr Zeit benötigt. Da es nicht notwendig ist, die Kreatineinnahme zu pausieren, empfiehlt sich die Dauereinnahme von 3-5 g täglich. An Trainingstagen sollte das Kreatin direkt nach dem Training, an trainingsfreien Tagen direkt nach dem Aufstehen eingenommen werden. Die Grafik zeigt beide Methoden im Überblick.

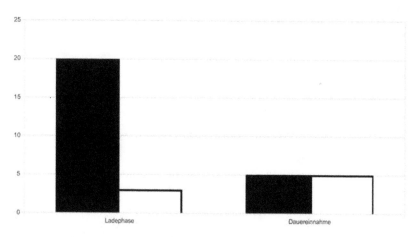

Abbildung 2: Einnahme von Kreatin

Überdosierung und Nebenwirkungen von Kreatin

Bekannte Nebenwirkungen bei zu hohen Mengen Kreatin sind Übelkeit, Durchfall und Blähungen.

Die Einnahme von Kreatin auf nicht komplett leeren Magen oder mit warmem Wasser soll magenschonend wirken. Kreatin löst sich in warmem Wasser besser als in kaltem. Du solltest nur komplett aufgelöstes Kreatin trinken.

Langzeitschäden durch die Einnahme von Kreatin sind nicht bekannt. Da Kreatin viel Wasser in der Muskulatur speichert, empfiehlt es sich, deine Trinkmenge zu erhöhen, um den Körper genügend zu hydrieren.

Unterdosierung

Es sind keine Unterdosierungserscheinungen bekannt, da die körpereigene Synthese ausreicht, um Kreatin für die lebenswichtigen Funktionen zu bilden. Leistungssportler haben zwar einen erhöhten Verbrauch von Kreatin, verzehren jedoch meist auch mehr kreatinreiche Lebensmittel und lagern dieses verstärkt in den Muskelzellen ein.

Grundlagen der Makronährstoffe

Neben den drei Makronährstoffen liefert auch Alkohol dem Körper Energie.

Nährstoff	Kalorien pro Gramm
Kohlenhydrate	4,1
Eiweiß	4,1
Fett	9,3
Alkohol	7,1

Tabelle 6: Kalorien der Makronährstoffe

Da Alkohol jedoch deinen Muskelaufbau sowie deine Fettreduktion hemmt und deine Gesundheit schädigt, konzentrieren wir uns im Folgenden primär auf die drei Makronährstoffe Kohlenhydrate, Fett und Eiweiß.

Eiweiß

Proteine stellen den Grundbaustein aller menschlichen Zellen dar. Sie sind an vielen lebenswichtigen Prozessen, wie dem Aufbau neuer Zellen und der Reparatur bestehender Zellen, beteiligt. Eiweiß benötigst du also als Baustoff für deine Muskeln, nur in Ausnahmefällen wird Eiweiß für die Energiebereitstellung genutzt. Darüber hinaus hat Protein jedoch folgende weitere Funktionen:

- Baustoff für Enzyme und Hormone
- Zellbestandteil
- Aufbau von Muskulatur, Haut, Knochen, Sehnen etc.
- Bildung von Antikörpern (Immunsystem)
- Transport im Blut

Aufbau von Proteinen

In jeder Sekunde werden Proteine in deinem Körper auf-, um- und abgebaut. Denn ein Protein besteht aus einzelnen Aminosäuren, welche wie eine Perlenkette miteinander verbunden sind. Besteht die Kette aus mindestens 100 Aminosäuren, spricht man von einem Protein. Weist die Kette weniger Aminosäuren auf, von einem Peptid. Die einzelnen Aminosäuren können sich hierbei unterscheiden. Es gibt 20 unterschiedliche Aminosäuren, von denen neun essenziell sind. Dies bedeutet, dass sie unentbehrlich für den Körper sind und auch nicht von ihm selbst produziert werden können. Darum müssen diese zwingend über die Ernährung zugeführt werden. Die verbleibenden 11 nicht-essenziellen Aminosäuren kann der Körper aus anderen Aminosäuren selbst herstellen.

Essenzielle Aminosäuren	Nicht essenzielle Aminosäuren
Histidin (*)	Alanin
Glycin (*)	Arginin
Isoleucin	Asparagin
Leucin	Asparaginsäure
Lysin	Cystein
Methionin	Glutamin
Phenylalanin	Glutaminsäure
Threonin	Prolin
Tryptophan	Serin
Valin	Tyrosin

Tabelle 7: Aminosäuren, (*) semi-essenziell

Eine Besonderheit stellen hierbei die verzweigtkettigen Aminosäuren (BCAAs) dar, welche aus den essenziellen Aminosäuren Leucin, Isoleucin und Valin bestehen. Diese spielen eine große Rolle beim Muskelaufbau, der Energiegewinnung und dem Leistungserhalt. Im Gegensatz zu allen anderen Aminosäuren stimulieren die BCAAs genauso wie Kohlenhydrate einen Insulinausstoß.

Die biologische Wertigkeit

Um zu bestimmen, wie hochwertig ein Protein ist, gibt es die biologische Wertigkeit. Diese gibt an, wie viel körpereigenes Protein aus dem im Lebensmittel enthaltenen Protein umgebaut werden kann. Die biologische Wertigkeit wird maßgeblich von der Zusammensetzung der Aminosäuren bestimmt. Insbesondere der Anteil an essenziellen Aminosäuren spielt hier eine entscheidende Rolle. Die folgende Tabelle veranschaulicht die Wertigkeit verschiedener Proteine. Sie sagt nichts über die Menge an Eiweiß im Lebensmittel aus.

Lebensmittel	Biologische Wertigkeit
Molkenprotein	104
Vollei	100
Kartoffeln	98
Rindfleisch	92
Thunfisch	92
Milch	88
Soja	85
Reis	81
Casein	77
Mais	71
Weizen	57

Tabelle 8: Biologische Wertigkeit von Lebensmitteln (Pellett & Young, 1980)

Bei einer dauerhaft hohen Zufuhr an Protein musst du die biologische Wertigkeit nicht immer streng berücksichtigen. Hierbei solltest du deine Proteinquellen jedoch vielfältig wählen, da durch die Kombination verschiedener Proteinquellen fehlende Aminosäuren ergänzt werden. Weiterhin besitzt der Körper einen Aminosäuren-Pool. Dies sind freie Aminosäuren, welche noch nicht als Baustoff verwendet wurden. Sollte also eine Aminosäure in deiner Ernährung fehlen, kann diese kurzfristig über den Aminosäuren-Pool abgedeckt werden. Bei einseitiger Ernährung, Diäten, einschränkenden Kostformen oder einer niedrigen Zufuhr von Protein solltest du verstärkt auf die biologische Wertigkeit achten. Insbesondere wenn du wenig Lebensmittel mit hoher biologischer Wertigkeit verzehrst, solltest du auf eine günstige Kombination der Lieferanten von Proteinen achten. Im Folgenden wird gezeigt, welche Lebensmittel du kombinieren kannst, um den Aufbau von Muskeln zu unterstützen. Diese ergänzen sich ideal.

Lebensmittel Kombinationen	Biologische Wertigkeit
Kartoffeln & Vollei	136
Milch & Weizenmehl	125
Vollei & Soja	124
Vollei & Weizen	123
Vollei & Milch	119
Milch & Kartoffeln	114
Vollei & Mais	114
Vollei & Bohnen	109
Bohnen & Mais	98

Tabelle 9: Biologische Wertigkeit von Lebensmittelkombinationen (Pellett & Young, 1980)

Kohlenhydrate

Kohlenhydrate dienen deinem Körper ausschließlich zur Energiebereitstellung. 1 g Kohlenhydrate liefern mit 4,1 kcal/g genauso viele Kalorien wie Eiweiß. Im Muskelstoffwechsel spielen Kohlenhydrate eine dominante Rolle. Die Energiebereitstellung im Muskel kann zwar auch durch Fett oder Eiweiß abgedeckt werden, dies geht aber mit einer Leistungsminderung einher. Insbesondere bei intensiven sportlichen Belastungen stellen Kohlenhydrate den mit Abstand wichtigsten Energielieferanten dar. Im menschlichen Körper können ca. 600 g Kohlenhydrate in Form von Glykogen gespeichert werden. Hiervon befinden sich ca. 80-120 g in der Leber und 300-500 g in der Muskulatur. Glykogen ist eine Verkettung vieler Glucosemoleküle. Dies ermöglicht dem Körper, mehr Glucose in der Muskulatur zu speichern. Es ist nicht möglich, das Glykogen wieder aus dem Muskel heraus zu transportieren. Dies bedeutet, dass Kohlenhydrate, welche z.B. in deinem Bizeps gespeichert sind, auch nur deinem Bizeps als Energielieferant zur Verfügung stehen. 1 g Glykogen wird hierbei mit 2,5-3 g Wasser in der Muskulatur gespeichert. Werden die Glykogenspeicher, z.B. durch eine kohlenhydratreduzierte Kost, stark entleert, wird auch das Wasser aus der Muskulatur geschwemmt. Dies sorgt für einen raschen Gewichtsverlust, welcher jedoch auf den Wasserverlust und nicht auf eine Fettreduktion zurückzuführen ist. Aber nicht nur die Muskulatur profitiert von Kohlenhydraten. Auch das Gehirn, die roten Blutkörperchen, das Nierenmark sowie das Nervensystem sind zu großen Teilen auf Kohlenhydrate angewiesen. Der Kohlenhydratverbrauch dieser Organe wird mit ca. 100-140 g pro Tag kalkuliert. Dennoch gelten Kohlenhydrate nicht als essenziell. Es ist nicht lebensnotwendig, Kohlenhydrate mit der Ernährung zuzuführen. Dies ist darauf zurückzuführen, dass der Körper Aminosäuren (Eiweißbestandteile) zu Glucose (Kohlenhydrate) umbauen kann. Dieser Prozess wird als Gluconeogenese bezeichnet. In Lebensmitteln kommen viele verschiedene Kohlenhydrate vor. Es gibt einfache und komplexe Kohlenhydrate. Die einfachsten Kohlenhydrate sind die Einfachzucker. Alle anderen Kohlenhydrate bestehen aus mehreren Zuckerbausteinen und werden vom Körper in Einfachzucker aufgespalten.

Name	Art	Vorkommen
Glucose (Traubenzucker)	Monosaccharide (Einfachzucker)	Süßigkeiten
Fructose (Fruchtzucker)	Monosaccharide (Einfachzucker)	Obst, Getränke
Galaktose (Schleimzucker)	Monosaccharide (Einfachzucker)	Milchprodukte
Saccharose (Rübenzucker)	Disaccharide (Zweifachzucker)	Haushaltszucker, Marmelade, Süßigkeiten
Maltose (Malzzucker)	Disaccharide (Zweifachzucker)	Malzbier
Laktose (Milchzucker)	Disaccharide (Zweifachzucker)	Milchprodukte
künstliche Zucker (Maltodextrin)	Oligosaccharide (Mehrfachzucker)	Kohlenhydratkonzentrate, Toast, Zwieback, Knäckebrot
Stärke, Ballaststoffe	Polysaccharide (Vielfachzucker)	Kartoffeln, Teigwaren, Reis, Getreide, Vollkornprodukte, Gemüse, Obst, Hülsenfrüchte

Tabelle 10: Zuckerarten

Auch Ballaststoffe zählen zur Kategorie der Kohlenhydrate, da diese jedoch unverdaulich sind, werden sie im Kalorienverbrauch nicht weiter berücksichtigt. Sie haben jedoch viele positive Wirkungen auf die Gesundheit und Verdauung. Da sie insbesondere für die Darmflora sehr wichtig sind, solltest du täglich mindestens 30 g Ballaststoffe zuführen.

Insulin

Bei hoher Blutzuckerkonzentration wird von der Bauchspeicheldrüse das Hormon Insulin ausgeschüttet, denn Insulin ist das einzige Hormon, welches Zucker aus der Blutbahn in die Zelle befördert. Nun wird der Zucker je nach Bedarf als Glykogen in der Muskulatur oder als Fett in den Fettzellen gespeichert. Insulin ist das anabolste (aufbauenste) Hormon in deinem Körper. Es begünstigt somit zwar einen Aufbau von Fettgewebe, fördert jedoch auch die Einschleusung neuer Aminosäuren in deine Muskulatur. Insulin ist also maßgeblich an deinem Muskelaufbau beteiligt. Übermäßig Fettgewebe kannst du auch bei hohem Insulinspiegel nur bei einer überkalorischen Ernährung aufbauen. Die Gesamtkalorienbilanz bleibt somit deine wichtigste Stellschraube. Im Umkehrschluss kann es also bei der Fettreduktion Sinn machen, neben der Kalorienzufuhr auch den Insulinspiegel zu beeinflussen. Bei der Fettreduktion wird also von einer Kohlenhydrat-Modifikation (komplexe Kohlenhydrate, in Kombination mit Ballaststoffen und Eiweiß) sowie von einer Kohlenhydrat-Reduktion profitiert.

Vorteile von Insulin:

- Speichert Kohlenhydrate in der Muskulatur (Glykogen)
- Fördert die Aufnahme von Aminosäuren in die Muskulatur
- Regt die Muskelproteinsynthese (Aufbau von Muskelgewebe) an
- Stoppt die Zuckerneubildung aus Eiweiß

Nachteile von Insulin:

- hemmt die Fettverbrennung
- fördert das Speichern von Fett in Fettzellen

Auswirkungen auf den Blutzuckerspiegel

Ein bedeutender Unterschied zwischen komplexen und einfachen Kohlenhydraten liegt darin, wie schnell die Kohlenhydrate vom Körper aufgenommen werden. Je schneller die Kohlenhydrate aufgenommen werden, desto schneller steigt der Blutzuckerspiegel. Je höher der Blutzuckerspiegel steigt, desto mehr Insulin wird ausgeschüttet, um den Blutzuckerspiegel wieder zu normalisieren. Bei extrem hohen Blutzuckerspitzen kann die Insulinantwort so hoch ausfallen, dass der Blutzuckerspiegel unter den Normalbereich fällt. In diesem Fall spricht man von einer Unterzuckerung.

Typische Anzeichen einer Unterzuckerung sind:

- Zittern
- Schweißausbruch
- Herzrasen

Um eine Unterzuckerung zu vermeiden, solltest du bei diesen Anzeichen unbedingt Kohlenhydrate essen. Wenn du bereits stark unterzuckert bist, solltest du auf möglichst schnell verfügbare Kohlenhydrate, wie Traubenzucker oder Saft, zurückgreifen. Achte jedoch darauf, dass dein Blutzuckerspiegel nicht direkt wieder in die Höhe schießt. Du solltest also keine zu großen Mengen Traubenzucker zuführen oder den Zucker mit Proteinen oder Fett kombinieren, um die Verdauungszeit zu verlängern. Der Blutzucker stabilisierende Effekt wirkt dennoch, da die Aufnahme von Kohlenhydraten bereits im

Mund beginnt. Eine andere Möglichkeit ist es, zusätzlich komplexe Kohlenhydrate wie Vollkornbrot zu essen. Diese sorgen für eine konstante Abgabe von Zucker in die Blutbahn.

Der glykämische Index

Der glykämische Index (GI) bezieht sich auf die Blutzuckerwirkung, die durch 50 g Kohlenhydrate eines Lebensmittels hervorgerufen wird. Dabei dient Glucose mit einem GI von 100 als Referenzwert. Ist die Blutzuckerwirkung höher, ist auch der glykämische Index höher. Wenn die Wirkung eines Lebensmittels auf den Blutzucker geringer ist, ist der Wert entsprechend kleiner. Die folgende Tabelle zeigt eine Übersicht der Blutzuckerwirkung verschiedener Lebensmittel.

Lebensmittel	Glykämischer Index
Datteln (getrocknet)	103
Glucose	100
Baguette	95
Cornflakes	80
Weißbrot	74
Haushaltszucker	70
Weißer Reis	69-104
Müsli	66

Kartoffeln	56-101
Banane	55-80
Coca-Cola	53-63
Vollkornbrot	50
Pizza	49-60
Möhren	47
Apfelsaft	39
Spaghetti	38-97
Apfel	38
Joghurt	36
Nutella	33
Linsen	26
Bohnen	20-36
Fructose	20
Erdnuss	14
Vollmilch	11

Tabelle 11: Glykämischer Index
(Foster- Powell et al. 2002)

Schwachpunkte des GI

In der Theorie dient der glykämische Index zwar als effizientes Werkzeug, in der Praxis gibt es jedoch starke Kritikpunkte. Die Werte wurden in umfangreichen Studien als Durchschnittswerte ermittelt. Es gibt allerdings viele Faktoren, die einen Einfluss auf den tatsächlichen Wert haben.

Einflussfaktoren:

- Tageszeit
- Reifegrad
- Anbaugebiet
- Sorte
- Kochzeit
- Nahrungsmittelkombinationen

Du kannst die Blutzuckerauswirkung durch Kombination verschiedener Lebensmittel auch aktiv beeinflussen. Wenn du ein Lebensmittel mit hohem GI mit Protein, Fett, Ballaststoffen oder auch komplexen Kohlenhydraten kombinierst, steigt der Blutzuckerspiegel langsamer und konstanter an, als wenn du nur dieses Lebensmittel isst.

Die folgende Tabelle zeigt, wie schnell verschiedene Lebensmittel verdaut werden. Durch die Kombination verschiedener Lebensmittel kann die Verdauungszeit variieren.

Lebensmittel	Dauer der Magenpassage
Wasser, Tee, Brühe, gekochter Reis	ca. 1-2 Stunden
Milch, Weißbrot, Kochfleisch, Spinat, Birnen, Schwarzbrot, Kartoffeln, Äpfel, Salat	ca. 2-3 Stunden
Rindfleisch, Blumenkohl	ca. 3-4 Stunden
Braten, Bohnen, Hering,	ca. 4-5 Stunden
Fettes Fleisch, Ölsardinen, Räucheraal	ca. 5-6 Stunden

Tabelle 12: Dauer der Magenpassage

Einer der größten Kritikpunkte ist jedoch, dass beim glykämischen Index immer von 50 g Kohlenhydraten des Lebensmittels ausgegangen wird und nicht von der tatsächlichen Verzehrmenge. Manche Lebensmittel liefern zwar mit einer normalen Portion 50 g Kohlenhydrate, andere sind aber weit davon entfernt. Somit ist der tatsächliche Einfluss auf den Blutzucker ganz anders. Um dieses Problem zu beheben, wurde die glykämische Last eingeführt, welche sich in der Praxis als nutzbares Hilfsmittel erwiesen hat.

Die glykämische Last

Bei der glykämischen Last (GL) werden die tatsächlich verzehrten Kohlenhydrate beachtet. Möhren haben zum Beispiel einen GI von 47. Der GI von Äpfeln liegt nur bei 38. Nun enthält eine übliche Portion Möhren nur 10 g Kohlenhydrate, ein Apfel aber immerhin 18 g. Wie wirkt sich das auf die glykämische Last aus?

Berechnung der glykämischen Last:

GL = (GI x KH): 100

GL von Möhren = (47 x 10): 100 = 4,7

GL von Äpfeln = (38 x 18): 100 = 6,84

Am Beispiel von Äpfeln und Möhren wird dann auch schnell klar, welchen Einfluss die Portionsgröße hat.

Um auf die 50 g Kohlenhydrate aus Möhren zu kommen (wie im GI berechnet) müsste man 1 kg Möhren essen. Die Blutzuckerwirkung einer normalen Portion Möhren ist also sehr gering.

Die folgende Tabelle zeigt die Unterschiede des GI und der GL bei variierenden Lebensmittelmengen.

Lebensmittel	Portion in g	Kohlenhydrate	GI	GL
Vollkornbrot	1 Scheibe (50 g)	20 g	50	10
Vollkornbrot	2 Scheiben (100 g)	40 g	50	20
Vollkornbrot	8 Scheiben (400 g)	160 g	50	80

Tabelle 13: Vergleich vom Glykämischen Index und der Glykämischen Last

Je größer die Blutzuckerauswirkung des Lebensmittels ist, desto stärker wird auch der Hormonhaushalt, insbesondere das Hormon Insulin, beeinflusst. Die GL hat hierbei, wie in der Tabelle deutlich wird, eine wesentlich größere Aussagekraft auf die Gesamtinsulinlast (die benötigte Menge an Insulin) als der GI.

Fructose

Fructose stellt eine Besonderheit in der Verstoffwechselung der Kohlenhydrate dar, da Fructose insulinunabhängig verstoffwechselt wird. Fructose gelangt in den Darm und über GLUT-5-Transporter direkt in die Leber. Bereits geringe Mengen von ca. 30 g Fructose können jedoch zu Verdauungsbeschwerden wie Durchfall führen, da die Fruktose häufig nicht vollständig aufgenommen wird. In diesem Fall gelangen Fructosemoleküle in den Dickdarm und binden Wasser. Dies ist jedoch hauptsächlich bei dem Verzehr reiner Fructose der Fall, die Kohlenhydrate aus Obst dagegen bestehen nur etwa zur Hälfte aus Fructose, die andere Hälfte ist Glucose. Das Verhältnis schwankt hierbei je nach Obstsorte. Die Glucose aktiviert verstärkt die GLUT-5-Transporter im Darm und sorgt dafür, dass die Fructose besser aufgenommen wird. Im Gegensatz zur Glucose wird die Fructose jedoch nicht ins Blut abgegeben und von dort unter Zuhilfenahme von Insulin in die Zellen befördert, sondern direkt in der Leber verstoffwechselt. Die Leber beinhaltet das Enzym Fructokinase, welches für die Verstoffwechselung von Fructose notwendig ist. Ein Teil der Energie wird direkt für die Leberaktivität genutzt, ein kleiner Teil der Fructose wird zu Glucose umgebaut und ins Blut abgegeben (dies ist auch der Grund, weshalb Fructose einen GI von 20 besitzt und nicht von 0) und die verbleibende Energie wird als Fett gespeichert. Das Problem hierbei ist jedoch, dass die Leber dieses Fett zu großen Teilen in sich selbst speichert. Durch übermäßigen Konsum von Fructose kann also eine Fettleber entstehen, was Zivilisationskrankheiten wie Diabetes, Fettstoffwechselstörungen und das metabolische Syndrom begünstigt. Der Grenzwert für die tägliche Fructosezufuhr ist individuell etwas unterschiedlich und hängt unter anderem von den folgenden Parametern ab.

Diese Faktoren beeinflussen deine Fructosetoleranz:

- Bist du Raucher?
- Machst du Sport?
- Bist du übergewichtig?
- Hast du bereits Zivilisationskrankheiten?
- Ist deine Leber gesund?

Solltest du an diesen Parametern erkennen, dass du ein erhöhtes Risiko hast, sollte deine Fructoseaufnahme unter 100g am Tag liegen. Als allgemeiner Richtwert sollte eine Zufuhr von 150 g Fructose am Tag generell nicht überschritten werden. Dieser Wert würde etwa 1-1,5 kg Obst am Tag entsprechen und wird von den wenigsten Personen erreicht. Mit Säften und reinen Obst-Smoothies ist dies jedoch möglich. Aufpassen muss man verstärkt bei verarbeiteten Lebensmitteln, welche mit Fructose angereichert wurden. Auch der normale Haushaltszucker (Saccharose) besteht zu 50 % aus Fructose und zu 50 % aus Glucose. Dies bedeutet, dass insbesondere Süßigkeiten, Softdrinks und Fertigprodukte die Fructosezufuhr stark anheben und reduziert werden sollten. Denn nach einer 100 g-Tafel Schokolade und einer 1 l-Flasche Limonade am Tag hat man unbewusst bereits knapp 100 g Fructose aufgenommen.

Fette

Fette dienen vorrangig der Energiebereitstellung. Ein Gramm Fett liefert 9,3 kcal und somit mehr als doppelt so viel Kalorien wie Proteine oder Kohlenhydrate. Neben der Energiebereitstellung wird jedoch eine gewisse Menge für weitere Funktionen im Körper benötigt. So gibt es zum Beispiel fettlösliche Vitamine, die der Körper ohne Fett nicht aufnehmen kann. Fette sind auch ein Bestandteil der Zellmembran. 60 % deines Gehirns bestehen aus Fett. 30 % davon macht alleine die Omega-3-Fettsäure Docosahexaensäure (DHA) aus. Fette sind damit absolut lebensnotwendig!

Funktionen von Fett:

- Aufnahme der Vitamine A, D, E & K
- Bestandteil der Zellmembran
- Bildung von Hormonen (z.B. Testosteron)
- Entzündungsförderung & -hemmung
- Einfluss auf die Blutgerinnung

Die wichtigsten Fette

Um zu bestimmen, welches die wichtigsten Fette sind, müssen wir uns zunächst ansehen, was es für Fette gibt.

Gesättigte Fette

Gesättigte Fette sind für den menschlichen Körper nicht essenziell und dienen hauptsächlich der Energiebereitstellung. Die häufigsten Lebensmittelquellen sind:

- Milchprodukte
- Gebäck
- Süßwaren
- Fleisch
- Kokosfett

Auch die mittelkettigen Fettsäuren (MCT-Fette) zählen zu den gesättigten Fetten. Sie gelangen im Gegensatz zu langkettigen Fettsäuren nicht über das Lymphsystem, sondern direkt über den Darm ins Blut und stehen dem Körper somit schneller als Energielieferanten zur Verfügung. MCT-Fette kommen in der normalen Ernährung nur zu einem kleinen Teil in Butter und in größeren Anteilen in Kokosfett vor. Jedoch bieten MCT-Fette in der Energiebereitstellung im Training keinen Vorteil gegenüber Kohlenhydraten, da sie mehr Sauerstoff bei ihrer Verstoffwechselung benötigen.

Dass gesättigte Fette an sich schädlich für die Gesundheit sind, wurde mittlerweile widerlegt. Die Kombination aus gesättigten Fetten und Kohlenhydraten wirkt sich jedoch negativ auf die Fettspeicherung und die Gesundheit aus. Da gesättigte Fette nicht essenziell sind, solltest du ihren Anteil in deiner Ernährung geringer halten.

Einfach ungesättigte Fette

Auch einfach ungesättigte Fette sind nicht essenziell, da der Körper sie selbstständig synthetisieren kann. Sie haben jedoch eine positive Wirkung auf die Gesundheit, weshalb du sie in deine Ernährung integrieren solltest. Die häufigsten Lebensmittelquellen sind:

- Rapsöl
- Olivenöl
- Nüsse
- Avocado

Mehrfach ungesättigte Fette

Mehrfach ungesättigte Fette sind essenziell für den Menschen und bilden somit die wichtigste Kategorie der Fette. Im Gegensatz zu den anderen Fettarten werden mehrfach ungesättigte Fette im Körper hauptsächlich als Baustoff genutzt. Ein wichtiger Teilbereich ist hier das Bilden von Gewebehormonen, welche nun einen Einfluss auf den Wasserhaushalt, den Insulinstoffwechsel, Entzündungsprozesse und das Immunsystem haben.

Ausschlaggebend für diese Prozesse ist das Verhältnis der Omega-3- und Omega-6-Fettsäuren. Dies sind besonders wichtige mehrfach ungesättigte Fette. Ein ideales Verhältnis wäre hier 1:1. Da das aber in der heutigen Ernährung kaum umsetzbar ist, wird das Verhältnis von 1:5 (Omega-3 zu Omega-6) als ausreichend angesehen. In der heutigen Ernährung kommen aufgrund schlechter Fettquellen, erhöhtem Getreidekonsum und Getreide als Mastfutter oft Verhältnisse von 1:30 und höher vor. Die folgende Tabelle zeigt das Fettprofil typischer Lebensmittel:

Pflanzliche Fette

Fettquelle	Gesättigte Fettsäuren pro 100 g	Einfach ungesättigte Fettsäuren pro 100 g	Mehrfach ungesättigte Fettsäuren pro 100 g
Distelöl	1 0g	14 g	76 g
Kokosfett	91 g	7 g	2 g
Leinöl	9 g	16 g	67 g
Margarine	20 g	45 g	35 g
Olivenöl	14 g	77 g	9 g
Rapsöl	6 g	66 g	27 g
Sonnenblumenöl	11 g	25 g	64 g
Walnussöl	9 g	16 g	74 g

Tabelle 14: Pflanzliche Fette
(Deutsche Forschungsanstalt für Lebensmittelchemie, 2009)

Tierische Fette

Fettquelle	Gesättigte Fettsäuren pro 100 g	Einfach ungesättigte Fettsäuren pro 100 g	Mehrfach ungesättigte Fettsäuren pro 100 g
Butter	65 g	31 g	4 g
Schweineschmalz	42 g	48 g	10 g

Tabelle 15: Tierische Fette
(Deutsche Forschungsanstalt für Lebensmittelchemie, 2009)

Omega-3 und Omega-6

Die Übersicht darüber, welche Fettquellen notwendige mehrfach ungesättigte Fette haben, reicht nicht aus. Zusätzlich musst du wissen, welche Fettquellen hauptsächlich Omega-3- und welche hauptsächlich Omega-6-Fettsäuren enthalten. Die Omega-3-Quellen solltest du häufig in deine Ernährung einbauen. Die Omega-6-Fette solltest du meiden.

Fettquelle	Omega-3 pro 100 g	Omega-6 pro 100 g
Distelöl	11 g	74 g
Leinöl	55 g	13 g
Rapsöl	10 g	20 g
Sonnenblumenöl	0,5 g	60 g
Walnussöl	13 g	57 g

Tabelle 16: Anteil an Omega-3 und Omega-6 Fettsäuren
(nach: Deutsche Forschungsanstalt für Lebensmittelchemie, 2009)

Hieraus wird deutlich, dass nicht alle Öle mit hohem Anteil an mehrfach ungesättigten Fettsäuren auch zu empfehlen sind. Nur solche mit hohem Anteil an Omega-3 solltest du nutzen.

Gute Öle:

- Leinöl
- Rapsöl

Schlechte Öle:

- Sonnenblumenöl
- Distelöl

Bei den pflanzlichen Omega-3-Fettquellen handelt es sich nicht um die wichtigen, biologisch aktiven Fettsäuren Eicosapentaensäure (EPA) und Docosahexaensäure (DHA), welche sich wirklich positiv auf den Organismus auswirken. Es handelt sich um die Alpha-Linolensäure (ALA), welche noch zu EPA und DHA umgebaut werden muss (Gerster 1998). Der Umbau beträgt hierbei:

- ALA zu EPA: 5-10 %
- ALA zu DHA: 0,5-1 %

Die Zufuhrempfehlung liegt hierbei ca. bei 0,25-1 g EPA und DHA pro Tag. Einige tierische Fette enthalten direkt die richtigen Omega-3-Fettsäuren. Neben Leinöl und Leinsamen stellt deshalb fetter Seefisch die ideale Quelle für Omega-3-Fettsäuren dar. In diesem sind direkt EPA und DHA enthalten, so dass kein Verlust durch Umbauprozesse stattfindet.

Omega-3-reiche Fische sind:

- Lachs
- Makrele
- Hering
- Forelle

2. Kalorienbedarf

Die Kalorienbilanz ist der wichtigste Faktor, wenn es um das Körpergewicht geht. Die Kalorienbilanz ist die Differenz zwischen deiner Kalorienzufuhr und deinem Kalorienverbrauch. Um Muskulatur aufzubauen, musst du mehr Kalorien essen, als dein Körper verbraucht. Isst du jedoch zu stark über deinem Kalorienbedarf, nimmst du unnötige Mengen an Körperfett zu. Isst du weniger Kalorien als dein Körper verbraucht, baust du Gewicht ab. Hierbei ist es zweitrangig, ob du weniger Eiweiß, weniger Kohlenhydrate oder weniger Fett isst (Sacks et al. 2009). Isst du exakt so viele Kalorien wie du verbrauchst, bleibt dein Gewicht gleich.

Wie viele Kalorien du benötigst, hängt von vielen Faktoren ab. Ein Mann verbraucht meist mehr Kalorien als eine Frau. Dies liegt unter anderem daran, dass er bereits mehr Muskulatur besitzt. Du benötigst also auch mehr Kalorien, wenn du bereits Muskulatur aufgebaut hast. Neben deinem Geschlecht und deiner Muskelmasse sind auch dein Gesamtgewicht, dein Alter und deine Körpergröße wichtige Faktoren. Auch dein Alltag muss berücksichtigt werden. Ob du einen körperlich anstrengenden Job oder einen Bürojob hast, oder wie oft du pro Woche ins Training gehst, sind Faktoren welche berücksichtigt werden müssen. Natürlich hat auch deine aktuelle Ernährung starke Einflüsse auf deinen Stoffwechsel und deinen Kalorienverbrauch.

Dein Stoffwechsel ist jedoch auch genetisch beeinflusst. Grob unterscheidet man hierbei zwischen "Softgainer" und "Hardgainer". "Softgainer" setzen sehr leicht Körperfett an. "Hardgainer" nehmen nur sehr schwer an Körpergewicht zu. Der Unterschied entsteht größtenteils durch das Hormonsystem. Hierdurch werden folgende Parameter reguliert:

- Hunger/Sättigung
- Thermogenese (Wärmeproduktion)
- Stoffwechselregulierung (z.B. Schilddrüse)

Wenn du deinen Kalorienbedarf errechnen möchtest, musst du viele individuelle Faktoren mit einbeziehen. Grob setzt sich dein Kalorienbedarf aus zwei Berechnungen zusammen: deinem Grundumsatz und deinem Leistungsumsatz. Dein Grundumsatz beschreibt die Kalorien, welche dein Körper in absoluter Ruhe verbraucht. Er benötigt Energie für die lebenswichtigen Funktionen wie Atmung, Herzschlag, Verdauung, Stoffwechsel etc.

Zusätzlich kommt jedoch der Leistungsumsatz, also die körperliche Aktivität hinzu. Dies wird mit dem PAL-Wert (physical activity level) ermittelt. Denn je nach Beruf, Hobbys und Schlafzeit, benötigst du mehr oder weniger Kalorien.

Berechnung des Kalorienbedarfes:

Grundumsatz x PAL-Wert = Gesamtenergiebedarf

Grundumsatz:

Mann: 1,0 kcal x kg Körpergewicht x 24 Stunden

Frau: 0,9 kcal x kg Körpergewicht x 24 Stunden

PAL-Wert:

PAL(gesamt) = (PAL(Arbeit) + PAL(Freizeit) + PAL(Schlaf)) : 24

PAL-Wert bei unterschiedlicher Aktivität

Belastung	PAL-Wert
Schlaf	0,95
Ausschließlich sitzende/liegende Lebensweise (Schreibtischarbeit, Krankheit, Alter)	1,2
Ausschließlich sitzende Tätigkeit/wenig oder keine körperliche Aktivität in der Freizeit	1,4-1,5
Sitzende Tätigkeit, zusätzlicher Energieaufwand für zeitweilige gehende/stehende Tätigkeit (Kraftfahrer, Fließbandarbeiter)	1,6-1,7
Überwiegend gehende/stehende Tätigkeit (Hausarbeit, Verkäufer, Handwerker, Mechaniker)	1,8-1,9
Körperlich anstrengende berufliche Arbeit (Bauarbeiter, Leistungssport, Land- und Forstwirtschaft)	2,0-2,4
pro Stunde Sport die Woche	+ 0,1

Tabelle 17: Berechnung des PAL-Werts

Arbeit = PAL-Wert x Stundenzahl

Freizeit = PAL-Wert x Stundenzahl

Schlaf = PAL-Wert x Stundenzahl

(Arbeit + Freizeit + Schlaf): 24 = PAL(gesamt)

Beispiel:

Max Mustermann, 80 kg Körpergewicht, Beruf Büroangestellter. 4 Stunden Sport pro Woche.

Grundumsatz:

1,0 kcal x 80 kg x 24 Stunden

80 x 24 = 1920 kcal

PAL-Wert:

8 Stunden Arbeit x 1,4 (sitzende Tätigkeit) = 11,2

10 Stunden Freizeit x (1,6 (sitzend und gehende Tätigkeit) + 0,4 (4 Stunden Sport pro Woche)) = 20

6 Stunden Schlaf x 0,95 = 5,7

(Arbeit + Freizeit + Schlaf): 24 = PAL(gesamt)

(11,2 + 20 + 5,7): 24 = PAL(gesamt)

36,9: 24 = 1.537 kcal

Grundumsatz x PAL-Wert

1920 x 1,537 = **2951 kcal**

Diese Berechnung ist jedoch immer nur ein ungefährer Wert. Dein Körper ist keine Maschine, welche sich mathematisch genau berechnen lässt. Bei der Berechnung wird nur vom gesamten Körpergewicht ausgegangen. Muskeln verbrennen jedoch mehr Kalorien als Fett.

- Ein Kilo Muskeln verbrennt ca. 15 kcal pro Tag
- Ein Kilo Fett verbrennt ca. 3 kcal pro Tag

Zusätzlich gibt es Faktoren, welche nicht genau ermittelt werden können. Hierzu zählen:

- Resorptionsfähigkeit des Darms
- Stoffwechsel & Hormone
- Thermogenese

Auch die genaue Ermittlung der Bewegung ist nicht möglich. Dennoch kann eine Berechnung der nötigen Kalorien sinnvoll sein. Insbesondere wenn du keinen Anhaltspunkt hast, wie viele Kalorien du benötigst, empfiehlt es sich, deinen Kalorienbedarf einmal zu ermitteln und anschließend zu optimieren. Hierfür musst du einige Wochen die errechnete Kalorienmenge verzehren und dich mindestens einmal wöchentlich wiegen. Um möglichst viele Messfehler auszuschließen, solltest du dich morgens wiegen - vor dem Frühstück, nackt und nach dem Toilettengang. Nimmst du mit der errechneten Kalorienmenge zu, verbraucht dein Körper weniger Kalorien als ermittelt. Nimmst du damit ab, verbraucht dein Körper mehr. Sollte dein Gewicht konstant bleiben, verbraucht dein Körper exakt die ermittelte Kalorienmenge. Weißt du jedoch, wie viele Kalorien du täglich zuführst, kannst du direkt diesen Wert nutzen und beginnen, ihn an dein Ziel anzupassen.

Kalorienoptimierung für den Muskelaufbau

Du hast nun also deinen Kalorienbedarf ermittelt oder weißt, wie viel Kalorien du aktuell zuführst, und wiegst dich regelmäßig. Ziel beim Muskelaufbau sollte es sein, ca. 0,5-1 kg pro Monat zuzunehmen. So nimmst du genügend Gewicht zu, um deinen Muskelaufbau nicht zu limitieren, vermeidest jedoch, unnötig Fett einzulagern. Dafür solltest du deinen ermittelten Kalorienverbrauch um ca. 300 kcal erhöhen, um mehr Kalorien aufzunehmen als du verbrauchst. So baust du Muskulatur auf. Wenn du es damit nicht schaffst, die 0,5-1 kg pro Monat zuzunehmen, erhöhe die Kalorien jede Woche um weitere 100 kcal, bis du die gewünschte Gewichtszunahme erreichst. Nimmst du durch die errechneten Kalorien bereits zu schnell zu, reduziere jede Woche 100 kcal, bis du nur noch die gewünschte Gewichtszunahme erhältst.

Egal wie viel ich esse, ich nehme nicht zu

Menschen, welche sich sehr schwer damit tun zuzunehmen, werden als Hardgainer bezeichnet. Sie setzen meist nur wenig Fett an, haben es jedoch auch schwerer, Muskulatur aufzubauen. Wenn du Schwierigkeiten hast, an Gewicht zuzulegen, kann dies verschiedene Gründe haben. Zum einen kann es daran liegen, dass du einfach sehr schnell gesättigt bist und somit zu wenig Kalorien zuführst. Viele „Hardgainer" haben hierbei dennoch das subjektive Gefühl, „viel" zu essen. Zum anderen kann es sein, dass du mehr Kalorien verbrauchst als andere. Dies ist zum Teil genetisch veranlagt und kann zum Teil gesteuert werden. Der Mensch kann keine Wärme speichern. Während eine Eidechse sich auf einen warmen Stein in die Sonne legt und anschließend mehrere Stunden mit Wärme versorgt ist, muss der Mensch seine Körpertemperatur selbst mit Hilfe von Energie regulieren. Wenn du Kalorien aufnimmst, hat der Körper bereits die Möglichkeit, Wärme daraus zu gewinnen oder die Energie für Bewegung zu nutzen. Ist keine Bewegung vorhanden, wird die Energie eingespeichert. Zu welchen Teilen die Energie für Wärme oder Speicher genutzt wird, ist stark genetisch vorgegeben. Einige Menschen fangen beim Essen sogar direkt an zu schwitzen, weil der Körper zu viel Energie in Wärme steckt. Andere frieren den ganzen Tag. Der Körper kann dieses Verhältnis jedoch in Extremsituationen verschieben. Bekommt er sehr viele Kalorien, fängt er an verschwenderisch damit umzugehen. Bei extremer Kalorienreduktion wird er effizienter. Dies lässt sich über den Substratzyklus steuern. Ganz einfach erklärt, wird hierbei Stoff A zu Stoff B und dieser zu Stoff C umgewandelt. Stoff C kann nun zu Stoff D umgebaut werden oder zu Stoff B zurückgebaut werden. Während es keine Energie kostet, Stoff B zu Stoff C zu bauen, wird für den Rückbau jedoch Energie benötigt. Der Substratzyklus kann also hochgefahren werden, indem große Mengen Stoff C zurück zu Stoff B gebaut werden und anschließend wieder zu Stoff C. Dies sorgt jedoch auch für einen großen Verbrauch von Energie. Auch die Bewegungsaktivität ist bei „Hardgainern" oft erhöht, sowohl bewusst, als auch unbewusst. Unbewusste Bewegung ist z.B. ständiges Beinwippen. Bewusste Bewegung ist z.B., zusätzlich zum Krafttraining noch zweimal pro Woche zum Fußball zu gehen, und jeden Tag 30 Minuten mit dem Rad zur Arbeit zu fahren. Wer also wenig Hunger hat und sich zusätzlich viel bewegt, hat natürlich Schwierigkeiten, die nötigen Kalorienmengen aufzunehmen. In diesem Fall empfiehlt es sich, auf kalorienreiche Lebensmittel wie Vollfett-Varianten, Shakes und Trockenobst zurückzugreifen. Eine weitere Option kann es sein, den Kalorienverbrauch zu drosseln, indem z.B. auf Ausdauersportarten verzichtet wird.

Kalorienoptimierung zum Abnehmen

Wenn du abnehmen möchtest, funktioniert das Ganze fast genauso, nur dass du die Kalorien reduzierst, statt sie zu erhöhen. Du startest also mit deiner ermittelten Kalorienzufuhr, und reduzierst diese um 300-500 kcal. Nun solltest du ca. 0,5-1 kg pro Woche abnehmen. Nimmst du nicht mindestens 0,5 kg pro Woche ab, reduzierst du jede Woche die Kalorien um weitere 100 kcal, bis du diesen Wert erreichst. Nimmst du weit über 1 kg pro Woche ab, solltest du jede Woche die Kalorien um 100 kcal erhöhen, bis du nur noch 1 kg pro Woche abnimmst. Denn reduzierst du deine Kalorien dauerhaft unter deinen Grundumsatz oder verlierst zu schnell Gewicht, verbrennst du nicht nur dein Fett, sondern auch deine Muskulatur. Auch wenn deine Kalorienzufuhr sinkt, solltest du versuchen, möglichst viel Nahrungsvolumen aufzunehmen, um satt zu bleiben. Diese Möglichkeit bietet eine genaue Kontrolle der Gewichtsabnahme. Es ist wichtig, in der Diät weiter intensiv zu trainieren, da dein Körper nur so deine Muskulatur behält. Deine Muskeln verbrennen am meisten Kalorien, weshalb dein Körper sie bei unterkalorischer Ernährung reduzieren möchte, um länger zu überleben. Nur wenn er merkt, dass die Muskulatur regelmäßig benötigt wird, muss er sie trotz des hohen Kalorienverbrauches behalten.

Die folgende Grafik zeigt die modifizierte Kalorienzufuhr. Die schwarzen Balken zeigen die ursprüngliche Kalorienzufuhr, die grauen Balken die aktuelle Kalorienzufuhr. Die Kalorien wurden hierbei jeden Tag um den gleichen Betrag gesenkt.

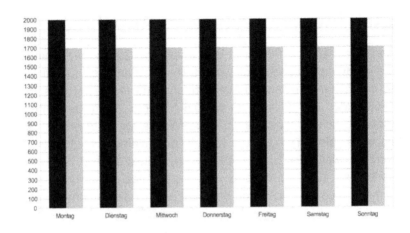

Abbildung 3: Kalorienreduktion nach der Dauermethode

Sättigungsmechanismen

Wenn du abnehmen möchtest, brauchst du eine Ernährung, welche dich satt hält. Wenn du hungerst, wirst du im Alltag immer wieder von Heißhungerattacken überfallen. Kaum jemand schafft es, diesen auf Dauer zu widerstehen. Um dich also satt und fit im Alltag zu halten, ist es wichtig, die Sättigungsmechanismen zu verstehen. Der Körper hat neben vielen Hormonen, welche Hunger und Sättigung beeinflussen, zwei ausschlaggebende Rezeptoren: Mechano-Rezeptoren und Chemo-Rezeptoren.

Mechano-Rezeptoren

Die Mechano-Rezeptoren sitzen außen an der Magenwand und reagieren auf die Dehnung des Magens. Ist der Magen stark gefüllt, dehnt er sich aus und die Mechano-Rezeptoren signalisieren dem Gehirn Sättigung.

Chemo-Rezeptoren

Zusätzlich besitzt der Magen Chemo-Rezeptoren an der Innenseite seiner Magenwand. Diese überprüfen, wie viele Nährstoffe sich im Speisebrei befinden.

Um ideal gesättigt zu sein, solltest du beide Rezeptoren befriedigen. Natürlich musst du hierbei immer deine Gesamtkalorien im Auge behalten. Wenn du z.B. eine Mahlzeit mit viel Weißbrot und Marmelade in deine Ernährung integrierst, vernehmen deine Mechano-Rezeptoren zwar die Dehnung deines Magens, die Chemo-Rezeptoren signalisieren jedoch weiter Hunger, da sie keine essenziellen Nährstoffe entdecken können. Tausche das Weißbrot in deiner Ernährung gegen ein Vollkornbrot und die Marmelade gegen einen Quarkaufstrich mit Putenbrust und Tomate aus. Denn so wirst du beide Rezeptoren befriedigen, länger satt bleiben und Kalorien sparen.

Ich esse kaum noch was und nehme trotzdem nicht ab

Es gibt Personen, welche kaum noch etwas essen und dennoch nicht weiter abnehmen (Heymsfield et al. 2007). Wenn der Kalorienverbrauch immer weiter sinkt, wird dies als „eingeschlafener Stoffwechsel" bezeichnet. Hierbei verbraucht der Körper weniger Kalorien als zuvor. Wenn du also 300 kcal reduzierst, dein Körper mit der Zeit jedoch auch 300 kcal weniger verbraucht, bleiben die Abnehmerfolge natürlich aus. Es gibt verschiedene Mechanismen, welche für einen „eingeschlafenen Stoffwechsel" sorgen können und Methoden, diesen wieder zu beschleunigen. Ein Grund für einen geringeren Kalorienverbrauch ist die Reduktion des Körpergewichtes (Leibel et al. 1995). Dies hat jedoch nichts mit dem Stoffwechsel zu tun. Wenn wir uns das beispielhaft anhand des Grundumsatzes anschauen, wird dies schnell deutlich. Der Grundumsatz für den 80 kg schweren Max Mustermann wurde wie folgt berechnet:

Grundumsatz:

1,0 kcal x 80 kg x 24 Stunden

80 x 24 = 1920 kcal

Nimmt Max nun 10 kg ab, muss der Grundumsatz natürlich neu berechnet werden.

Neuer Grundumsatz:

1,0 kcal x 70 kg x 24 Stunden

70 x 24 = 1680 kcal

Dadurch, dass Max nun weniger Körpermasse mit Energie versorgen muss, benötigt sein Körper in Ruhephasen ca. 240 kcal weniger. Dies ist natürlich nur ein ungefährer Wert, denn hat er hierbei viel Muskulatur verloren, sinkt der Grundumsatz stärker, als wenn er primär Fett reduziert hat. Insbesondere bei Menschen, welche kein Krafttraining machen, jedoch immer wieder Radikaldiäten, ist der Verlust von Muskelmasse der primäre Grund für einen geringeren Kalorienverbrauch. Bei jeder Crash-Diät gehen wertvolle Muskeln verloren, anschließend wird wieder die gleiche Kalorienmenge wie vor der Diät verzehrt, häufig auch etwas mehr, da man ja so lange verzichten musste. Das reduzierte Fett findet sich also schnell auf den Hüften wieder. Die Muskulatur bleibt jedoch fort. Dieser Prozess wird im Laufe der Jahre viele Male wiederholt. Das Körpergewicht bleibt hierbei etwa gleich, die Körperzusammensetzung ändert sich jedoch stark. Der Körperfettanteil steigt immer weiter, während die wertvolle Muskulatur dahinschmilzt. Der Körper verbraucht nun trotz des gleichen Gewichtes immer weniger Kalorien.

Es gibt ihn jedoch tatsächlich, den „eingeschlafenen Stoffwechsel" bzw. eine Reduzierung des Kalorienverbrauches (Rosenbaum et al. 2008). Untersuchungen zeigen, dass die Reduzierung des Kalorienverbrauches teilweise bis zu 15 % höher ausfällt als die ermittelte Kalorienmenge aufgrund der Körpergewichtreduzierung (Prinzhausen 2015). Dies würde bedeuten, dass der Kalorienverbrauch nicht nur um 240 kcal sinkt, da Max 10 kg abgenommen hat, sondern um bis zu 276 kcal. Die zusätzlichen 36 kcal sind dem „eingeschlafenen Stoffwechsel" zuzuordnen. Das mag nicht viel klingen, es summiert sich jedoch. Denn dieser Effekt tritt bei jeder Diät erneut auf und wird addiert. Auch Monate und Jahre nach einer Diät verbraucht der Körper noch bis zu 15 % weniger als vor der letzten Diät. Dies ist ein einfacher Mechanismus des Körpers, um das verlorene Gewicht wieder zu erlangen, denn unser Körper ist nicht an einer fettfreien Figur, sondern ausschließlich am Überleben interessiert. Der um 36 kcal verminderte Wert wird zum Normalwert, einige Monate später folgt die nächste Diät und weitere 30 Kalorien gehen verloren, was anschließend wieder „normal" wird usw. usw. Generell gilt, je drastischer die Kalorienreduktion in der Diät ausfällt, desto größer fällt auch die Verlangsamung des Stoffwechsels aus. Je stärker und länger eine Diät dauert, desto stärker wehrt sich der Körper dagegen. Dies ist ein simples Überlebensprogramm. Lange Hungerperioden waren für unsere Vorfahren (die Urmenschen) normal. Im Winter hüpfen keine Hasen mehr über die Wiese und Äpfel wachsen auch nicht an den Bäumen. Der Urmensch musste also von den Resten, die er noch gefunden hatte, überleben. Damit er lange genug überlebt, bis der Frühling beginnt und die Tiere und Früchte zurückkommen, hat der Stoffwechsel sein Not-Programm aktiviert, welches dafür sorgt, dass der Körper möglichst wenig Kalorien verbraucht. Ein weiterer Mechanismus dieses Programmes ist die Reduktion der Wärmeproduktion (Doucet et al. 2001). Insbesondere bei starker Kalorienreduzierung beginnt unser Körper, weniger Energie für Wärme einzusetzen. Darum frieren auch viele Menschen während der Diät. Zusätzlich beginnt der Körper effizienter Nährstoffe zu verbrennen. Dies bedeutet, dass nicht nur im Alltag weniger Kalorien verbraucht werden, sondern auch im Training. Der zuvor beschriebene Substratzyklus wird hierbei effizienter genutzt, so dass keine Nährstoffe mehr verschwendet werden. Auch das Gehirn muss in einer Hungerzeit auf Sparflamme laufen. Auch dies spart erneut Energie und macht sich z.B. stark in der verminderten Konzentrationsfähigkeit bemerkbar. Auch unbewusste Bewegungen werden eingestellt. Das Beinwippen hört auf, anstatt zu stehen sitzt man und statt der Treppe wird der Lift genutzt. Häufig passiert all das unterbewusst, spart aber erneut Energie. Auch ein Schlafmangel kann zu einer reduzierten Stoffwechselrate führen. Diese normalisiert sich jedoch wieder, sobald der Schlafmangel behoben wird (Spaeth et al. 2015).

Als wäre die Drosselung des Kalorienverbrauches nicht genug, wird auch noch der Hunger hoch reguliert, insbesondere wenn die Sättigungsmechanismen nicht bedient werden. Aber auch wenn du auf einen gefüllten Magen und reichlich Mikronährstoffe achtest: sollte das Kaloriendefizit zu groß sein oder die Diät lange gehen, kommst du an Hunger nicht vorbei. Hormone wie Ghrelin werden nach oben reguliert und signalisieren dem Gehirn Hunger, während die Konzentration des satt machenden Gegenspielers, Leptin, durch die schwindenden Fettzellen immer weiter abnimmt. Die Hormone drängen dazu, mehr zu essen. Je stärker das Kaloriendefizit und je niedriger der Körperfettanteil, desto stärker die Hormonausschüttung. Kein Wunder, dass viele irgendwann nachgeben und die Diät in einer Fressattacke endet. Es gibt einige Menschen, welche seit Monaten oder gar Jahren in Hungerkuren leben. Diese berichten oft, dass sie gar keinen Hunger mehr haben. Das ist jedoch kein gutes Zeichen, sondern zeigt lediglich, dass dieser Mangelzustand schon lange anhält. Denn hätte dem Urmenschen den ganzen Winter lang der Magen in den Kniekehlen gehangen, hätte es ihm das Überleben nicht erleichtert. Zusätzlich verkleinert sich bei Dauerdiäten die Größe des Magens und der Körper benötigt auch weniger Kalorien. Dadurch ist das Defizit trotz geringer Nahrungsaufnahme nicht mehr groß und der Hunger bleibt aus.

Sport als Wunderwaffe?

Wenn die Fettreduktion daran gescheitert ist, dass der Stoffwechsel abgesunken ist, liegt es nahe, dass die Lösung in diesem Fall bei einer Stoffwechselankurbelung liegt. Doch wie kann man dafür sorgen, dass man wieder mehr Kalorien verbrennt? Viele beginnen nun mehr Sport zu machen. Da sich immer noch der Mythos hält, dass Ausdauertraining effektiver wäre, um abzunehmen, als Krafttraining, möchte ich hier kurz beide Trainingsarten in Bezug auf die Gewichtsreduktion gegenüberstellen. Welche Sportart sich am besten eignet, um abzunehmen und effektiv Fett zu verbrennen, wird schnell deutlich, wenn man die Auswirkungen näher betrachtet.

Positive Effekte auf die Fettreduktion durch Ausdauersport:

- Kalorienverbrauch während des Trainings

Positive Effekte auf die Fettreduktion durch Kraftsport:

- Kalorienverbrauch während des Trainings
- Kalorienverbrauch für die Regeneration
- höherer Kalorienverbrauch in Ruhe
- Schutz der Muskulatur trotz Kalorienreduzierung

Hier wird schnell deutlich, auf welche Sportart du dich konzentrieren solltest, wenn du maximale Ergebnisse erzielen und schnell abnehmen möchtest. Insbesondere der Schutz der Muskulatur ist wichtig, um dauerhaft abzunehmen.
Ab einem gewissen Punkt kann man jedoch nicht noch mehr Krafttraining machen. Spätestens hier beginnen viele mit immer häufigeren und immer längeren Ausdauereinheiten. Das Problem ist, dass durch mehr Sport die Kluft zwischen den benötigten Kalorien und den zugeführten Kalorien noch größer wird. Man isst zwar nicht weniger,

sorgt jedoch dafür, dass der Körper noch mehr Kalorien verbraucht. Der Notstand wird also noch größer.

Den Stoffwechsel ankurbeln

Der Grundgedanke, mehr Sport zu machen, ist gar nicht verkehrt. Eine extreme Reduzierung des Kalorienverbrauches ist schließlich meist bei den Menschen zu finden, welche kaum Sport machen und dennoch „Hunger-Diäten" einlegen. Hierbei gehen am schnellsten die Muskeln verloren. Insbesondere Krafttraining ist hier also eine gute Variante. Der Knackpunkt ist jedoch, dass zusätzlich mehr gegessen werden muss! Wenn die im Training verbrauchten Kalorien auch wieder zugeführt werden, bedeutet dies im Gesamten wieder eine ausgeglichene Kalorienbilanz. Es werden z.B. 500 kcal durch ein Training verbraucht und an diesem Tag auch 500 kcal mehr gegessen. Man nimmt also weder zu noch ab. Der Körper erhält aber 500 kcal mehr Nährstoffe. Dies signalisiert dem Körper, dass es wieder mehr Nahrungsquellen gibt. Dass der Körper sich hierfür bewegen muss (jagen und sammeln) ist ganz normal. Zusätzlich erhält der Körper mehr Mikronährstoffe, welche bei extrem kalorienreduzierten Diäten meist zu kurz kommen. Und zu guter Letzt wird die Muskulatur stimuliert. Diese kann jedoch nur wachsen und aktiviert werden, wenn der Körper dafür genügend Energie hat. Eine Vitamin D-Supplementation kann diesen Vorgang unterstützen. Dem Körper wird signalisiert, dass es „Sommer" ist, was die erfolgreichere Jagd (höhere Kalorienzufuhr) auch wiederspiegelt. Neben dem Einfluss auf den Stoffwechsel beeinflusst Vitamin D auch den Muskelaufbau, denn ist der Vitamin D-Spiegel im Blut zu niedrig, sinkt auch der Testosteronspiegel. Der Testosteronspiegel steigt jedoch wieder an, sobald der Vitamin D-Spiegel wieder angehoben wird (Pilz et al. 2011). Einige Menschen haben sich so viel Muskulatur weg gehungert, dass die Muskulatur nur durch mehr Essen und ganz ohne Training wächst. Zumindest bis sie wieder auf einem gewissen Normalmaß ist. Das Wichtigste, um wieder mehr Kalorien zu verbrennen, ist also, mehr zu essen. Anders wird man nicht aus diesem Teufelskreis herauskommen. Im Idealfall ist mehr zu essen mit Sport verknüpft. Denn wer die Kalorien ohne Sport zu treiben einfach um 500 oder sogar 1000 kcal erhöht, wird zwar mit der Zeit wieder mehr Kalorien verbrauchen, aber bis dahin auch schon etliche Kilo Fett angesetzt haben. Schließlich freut sich der Körper, dass er in seinem „Hunger-Notstand" die Möglichkeit hat, seine Speicher aufzufüllen. Damit dies nicht überhand nimmt, werden die Kalorien vorsichtig, schrittweise gesteigert. Als Orientierung kann man sie um ca. 100 kcal pro Woche steigern. Wer Sport macht, kann natürlich die im Training verbrannten Kalorien oben drauf schlagen, und wird so wesentlich schneller wieder auf Hochtouren laufen. Das macht sich dann auch schnell im Training bemerkbar. Viele strotzen auf einmal vor Energie, die sie schon lange nicht mehr kannten.

Viele Menschen haben jedoch Angst, die Kalorien zu erhöhen, denn schnell macht sich die höhere Kalorienzufuhr auf der Waage bemerkbar. Das ist jedoch ganz normal. Der Großteil der Gewichtszunahme stammt von den Energiespeichern, welche seit langem wieder in Muskulatur und Leber gefüllt werden können. Nur ein geringer Teil ist Fett. Die Fixierung auf die Waage ist jedoch häufig so groß, dass die Kalorienzufuhr bei dem kleinsten Gewichtsanstieg wieder gedrosselt wird. Dies ist jedoch die falsche Herangehensweise, das reine Körpergewicht hat wenig Aussagekraft über den Körperfettanteil und ist nur ein Parameter von vielen. Da das Gewicht sehr einfach zu kontrollieren ist und fast jeder eine Waage hat, macht die Orientierung an der Waage auch Sinn. In diesem Fall ist die Gewichtszunahme jedoch trügerisch, da das Auffüllen der Energiespeicher sogar einen positiven Effekt hat.

Sobald die Kalorienaufnahme wieder so weit gesteigert wurde, dass ein Normalmaß erreicht ist, kann nun eine sinnvolle Diät durchgeführt werden. Bei einigen verändert sich allein durch den Sport und mehr Essen bereits die Körperzusammensetzung zum Positiven. Sollte im Anschluss eine erneute Diät durchgeführt werden, müssen einige Maßnahmen beachtet werden, um den Stoffwechsel aktiv zu halten und die Muskulatur zu schützen.

Diät-Regeln:

- Bei dauerhafter Kalorienreduzierung max. 300-500 kcal pro Tag reduzieren
- Die Kalorien nicht unter den Grundumsatz reduzieren
- mindestens 2 g Eiweiß pro kg Körpergewicht am Tag zuführen
- mindestens 2-3 mal pro Woche intensives Krafttraining absolvieren

Kalorienoptimierung für Adipöse

Bei stark übergewichtigen Menschen müssen die meisten Regeln individueller betrachtet werden. Aufgrund des hohen Körpergewichts werden viele Parameter verfälscht. So wird ihnen oft eine sehr hohe Kalorienzufuhr zugeschrieben, da die Berechnung anhand des Körpergewichtes durchgeführt wird. Adipöse haben jedoch einen sehr hohen Körperfettanteil, welcher weniger Kalorien verbraucht als Muskulatur, Organe etc. Einige Übergewichtige haben jedoch auch einen beachtlichen Muskelanteil unter ihrem Fett. Dies trifft insbesondere auf übergewichtige Menschen zu, welche keine Diäten machen. Sie haben durch ihr Körpergewicht eine höhere Alltagsbelastung und führen dem Körper stetig genügend Nährstoffe sowie einen Kalorienüberschuss zu. Das sind die idealen Voraussetzungen für den Muskelaufbau. Da viele Übergewichtige jedoch immer wieder Crash-Diäten machen, welche von einem „Jo-Jo-Effekt" gefolgt werden, reduzieren viele von ihnen über die Jahre immer weiter ihre Muskulatur. Dennoch steigt ihr Körpergewicht. Hier macht eine Ermittlung der aktuellen Kalorienzufuhr über das Protokollieren der Ernährung häufig mehr Sinn als eine Rechenmethode. Wer sieben Tage lang ehrlich jeden Bissen aufschreibt, der in den Mund wandert, und anschließend die durchschnittlichen Tageskalorien ermittelt, hat einen perfekten Ausgangswert. Mit der Waage kann kontrolliert werden, ob mit der aktuellen Kalorienzufuhr abgenommen oder zugenommen wird. Dementsprechend kann sie anschließend optimiert werden. Es gibt tatsächlich stark übergewichtige Menschen, welche weniger Kalorien verzehren als ein Durchschnittsbürger und dennoch nicht abnehmen. Auch in diesem Fall müssen die Kalorien langsam wieder erhöht sowie das Sportpensum gesteigert werden. Sobald es möglich ist, sollte der Großteil aus Krafttraining bestehen. Es macht jedoch wenig Sinn für einen stark Übergewichtigen, die Kalorien dauerhaft zu reduzieren. Wenn eine 160 kg schwere Person 2500 kcal isst und diese nun um ca. 300 kcal reduziert, wird die Gewichtsabnahme nach einigen Wochen stagnieren. Der Kalorienverbrauch hat sich reduziert, zum Teil weil die Person abgenommen hat, zum Teil weil der Körper effizienter wird. Die Person isst bereits nur noch 2200 kcal, senkt die Zufuhr jedoch abermals um 300 kcal, um weiter abzunehmen. Nach einigen Wochen muss sie die Kalorien erneut senken usw. Für einen Sportler funktioniert diese Methode meist sehr gut. Denn bei dieser Methode kann gut kalkuliert werden, an welchem Tag man wie viel Gewicht reduziert hat. Der Sportler muss aber meist nur ein paar Kilo Fett reduzieren und nicht sein Körpergewicht halbieren. Außerdem ist es normal, wenn der Sportler nach seinem Wettkampftag auch rasch wieder einige Kilo zunimmt. Die übergewichtige Person möchte die Gewichtsreduzierung jedoch dauerhaft halten. Eine Methode, bei welcher der Kalorienverbrauch des Körpers nicht so schnell absinkt, ist die Intervall-Methode. Hierbei werden die Kalorien sehr stark, dafür jedoch nur kurzfristig reduziert. Anstatt jeden Tag die Zufuhr um 300 kcal zu senken, was ein Wochendefizit von 2100 kcal zur Folge hat, werden die Kalorien nur bis zu 3-mal pro Woche durch Reduktionstage gesenkt. Um dennoch ein Kaloriendefizit von 2100 kcal zu erreichen, müssen die Kalorien pro Reduktionstag um 700 kcal gesenkt werden. Dies ist ein wesentlich natürlicherer Rhythmus für den Körper. Eine dauerhaft sinkende Kalorienzufuhr signalisiert dem Körper, dass es weniger Nahrungsquellen gibt. Unser Körper ist auf Überleben programmiert und kann sich nicht vorstellen, dass wir einen Kühlschrank voller Lebensmittel besitzen, diesen jedoch nicht nutzen. Dass wir jedoch ein, zwei oder sogar drei Tage pro Woche weniger Kalorien zuführen, ist nicht untypisch. Der Hase war anscheinend schneller als man selbst, die

Jagd war somit nicht erfolgreich und die Kalorienzufuhr deshalb geringer. Da der Körper direkt danach wieder seine benötigte Kalorienzahl erhält, „weiß" er jedoch, dass es grundsätzlich genug Nahrungsquellen und somit keinen Grund zur Sorge gibt.

Um die Reduktionstage optimal einzusetzen, solltest du Folgendes beachten:

- maximal 3 Reduktionstage pro Woche einsetzen,
- nach jedem Reduktionstag sollte ein normaler Tag folgen,
- Trainingstage dürfen keine Reduktionstage sein.

Die folgende Grafik zeigt wie eine beispielhafte Woche aussehen könnte. Die schwarzen Balken zeigen hierbei die ursprüngliche Kalorienzufuhr und die grauen Balken zeigen die aktuelle Kalorienzufuhr nach der Intervallmethode mit einzelnen Reduktionstagen.

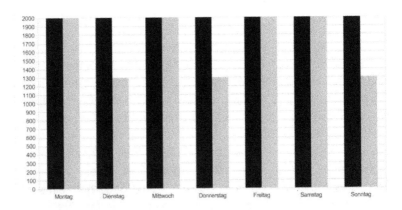

Abbildung 4:Kalorienreduktion nach der Intervallmethode

Ladetage

Viele Menschen nutzen eine umgekehrte Strategie. Sie reduzieren die ganze Woche über die Kalorien und nutzen am Wochenende einen Ladetag, um die Energiespeicher aufzufüllen und den Stoffwechsel aktiv zu halten. Wenn wir jedoch wieder auf das Beispiel des Urmenschen schauen, wird schnell deutlich, dass diese Methode in die falsche Richtung geht. Die ganze Woche über werden die Kalorien stark gesenkt, der Körper ist also gewillt, den Energieverbrauch so gering wie möglich zu halten. Am Wochenende kommt es nun zu hoher Kalorienzufuhr. Der Körper nutzt die Chance, so viel Energie einzuspeichern, wie er nun kann, um die Nahrungsknappheit (in welcher er sich gerade befindet) lange durchzuhalten. Da bereits nach ein bis zwei Tagen die Kalorien wieder stark reduziert werden, „merkt" der Körper, dass die Kaloriengabe einmalig war, die Hungerzeit jedoch noch nicht überstanden wurde.

Zusätzlich arten die Ladetage oft in „Cheatdays" aus, an denen nicht nur gegessen wird, worauf man Lust hat, sondern auch so viel man Lust hat. Schnell werden hierbei mehr Kalorien zugeführt als der Körper verbraucht oder in der Muskulatur speichern kann. So reduziert man sein Wochenergebnis stark, teilweise bleiben die Erfolge sogar ganz aus.

In normalen Diäten sind Ladetage also nicht notwendig. Sie schaden jedoch auch nicht, wenn die Kalorienbilanz weiter eingehalten wird und nur die Lebensmittelwahl oder Makronährstoffverteilung verändert wird. Dies kann aus psychischer Sicht insbesondere bei lang andauernden Diäten helfen. So kann die Person am gesellschaftlichen Alltag teilnehmen oder sich auch mal etwas „gönnen". Solange die außerplanmäßige Mahlzeit in die Gesamtbilanz einkalkuliert wird und nicht zu häufig vorkommt, ist dies auch vollkommen okay und eine bessere Methode als eine „Ganz oder gar nicht"-Mentalität oder sogar der komplette Abbruch der Diät.

Notwendig sind Ladetage dann, wenn die Kohlenhydrate stark reduziert sind. Um bei einer Low-Carb-Diät weiterhin Energie für das Training zu haben, ist es sinnvoll, die Glykogenspeicher aufzufüllen. Hierfür könnte dann ein Ladetag genutzt werden. Das bedeutet jedoch nicht, dass mehr Kalorien zugeführt werden müssen oder alle Süßigkeiten des Supermarktes eingekauft werden müssen. Es bedeutet lediglich, dass die Kohlenhydratzufuhr an diesem Tag stark erhöht und die Fettzufuhr dafür gesenkt wird. Das Senken der Fettzufuhr ist hierbei essenziell. Wenn du dich sehr kohlenhydratarm ernährst und dann nur einen einzelnen Tag eine positive Energiebilanz hast, ist es möglich, dennoch kein Körperfett aufzubauen (Havemann et al. 2006). Dies funktioniert jedoch nur bei gleichzeitig niedriger Fettzufuhr (Acheson et al. 1984 & Hellerstein et al. 1996) und einem nicht zu starken Kalorienüberschuss.

Auch für Wettkampfdiäten im Bodybuilding-Bereich kann ein Ladetag Sinn machen. Dies jedoch erst am Ende der Diät, wenn das Reduzieren von Körperfett immer schwerer wird. Unsere Fettzellen produzieren das Hormon Leptin. Dieses sorgt für Sättigung und erleichterten Körperfettabbau. Je mehr Körperfett ein Mensch hat, desto mehr Leptin produziert er. Wird das Körperfett weniger, produziert er weniger Leptin. Somit wird es bei sinkendem Körperfettanteil immer schwieriger, den Körperfettanteil noch weiter zu senken. Theoretisch müsste dieser Effekt auch beim Zunehmen entstehen und Menschen vor starkem Übergewicht schützen. Warum dies häufig nicht passiert, ist noch nicht eindeutig geklärt. Es wird jedoch davon ausgegangen, dass der Körper ab einem gewissen Körperfettanteil so viel Leptin produziert, dass er dagegen resistent wird. Dies normalisiert sich jedoch, sobald der Körperfettanteil wieder sinkt. Eine erhöhte Konzentration von Leptin erhöht auch die Konzentration des ebenfalls im Fettgewebe gebildeten Hormons Adiponectin. Dieses Hormon erhöht die Aufnahme und Oxidation von Fettsäuren in der Skelettmuskulatur. Da in der letzten Phase der Wettkampfdiät nur noch sehr wenig Kalorien zugeführt werden und der Körperfettanteil bereits sehr gering ist, kommt es zu einer geringeren Leptin- und somit zu einer geminderten Adiponectinausschüttung. Es gibt jedoch die Möglichkeit, den Leptin-Spiegel über die Ernährung zu erhöhen. Für dieses Vorhaben können Ladetage genutzt werden. Insbesondere Kohlenhydrate und eine hyperkalorische Ernährung begünstigen die Leptin-Produktion. Fett hat jedoch keinen positiven Einfluss auf den Leptin-Spiegel. Um ein Aufbau von Körperfett am Ladetag zu vermeiden, sollte die Fettzufuhr an diesem Tag also minimiert werden.

Um den Leptin-Spiegel erfolgreich zu beeinflussen, sollte man am Ladetag also folgende Punkte beachten:

- positive Energiebilanz,
- hohe Zufuhr von Kohlenhydraten,
- ausreichend Nahrungsprotein,
- geringe Zufuhr von Fett.

Zusammenfassung von Kapitel 2

Ermittle deinen Kalorienbedarf anhand der beschriebenen Formel oder indem du deine aktuelle Kalorienaufnahme und dein Körpergewicht für mehrere Tage notierst. Wenn du Muskulatur aufbauen möchtest, musst du mehr Kalorien essen als du verbrauchst. Du solltest also ca. 300 kcal auf deinen Verbrauch addieren. Wenn du damit noch nicht 0,5-1 kg Körpergewicht pro Monat aufbaust, erhöhe deine Kalorienzufuhr jede Woche um weitere 100 kcal, bis du 0,5-1 kg Körpergewicht pro Monat zunimmst.

Wenn du deinen Körperfettanteil senken möchtest, musst du weniger Kalorien aufnehmen als du verbrauchst. Senke deine Kalorienzufuhr hierfür um 300-500 kcal. Sobald du nicht mehr 0,5-1 kg Körpergewicht pro Woche verlierst, solltest du deine Kalorien um weitere 100 kcal pro Woche senken, bis du erneut 0,5-1 kg Gewicht pro Woche verlierst. Wenn dein Körperfettanteil bereits sehr niedrig ist, fällt die Gewichtsreduktion pro Woche geringer aus. Bei höherem Körperfettanteil kann die Gewichtsreduktion, insbesondere zu Beginn, größer ausfallen. Solltest du einen hohen Körperfettanteil haben, jedoch bereits sehr wenig Kalorien aufnehmen und dennoch nicht abnehmen, empfiehlt es sich, das Sportpensum zu erhöhen und gleichzeitig die Kalorienaufnahme schrittweise anzuheben. Ermittle mit Hilfe der Rechenformel, wie viel Kalorien du in etwa aufnehmen solltest. Sobald du diesen Wert erreicht hast, kannst du die Wochenbilanz deiner Kalorienaufnahme mit gezielten Reduktionstagen reduzieren.

3. Makronährstoffe

Makronährstoffe sind die Nährstoffe, welche dem Körper Energie liefern. Dazu zählen:

- Proteine
- Kohlenhydrate
- Fette

Diese wurden in den Grundlagen näher beleuchtet. In diesem Kapitel geht es um die Aufteilung der Makronährstoffe. Je nachdem, ob du Muskulatur aufbauen oder dein Körperfett reduzieren möchtest, ergibt sich eine etwas andere Aufteilung.

Wie viel Protein brauche ich?

Die Deutsche Gesellschaft für Ernährung (DGE) empfiehlt eine Zufuhr von täglich 0,8 g Protein pro kg Körpergewicht (DGE, 2016), um den Minimalbedarf an Protein abzudecken. Hierbei sollte der Proteinanteil bei ca. 9-11 % der Gesamtkalorienmenge liegen. Es gibt jedoch viele Faktoren, welche für einen individuell erhöhten Bedarf an Proteinen sorgen.

Ernährung	Lebensmittelauswahl, Aminosäurebilanz, Gesamtkalorienmenge etc.
Biometrische Faktoren	Alter, Geschlecht, Körperzusammensetzung
Krankheiten	Immunsystem
Umwelt	Sport, Diät, Klima, Rauchen

Tabelle 18: Faktoren für einen erhöhten Proteinbedarf

Insbesondere im Kraftsport und Bodybuilding ist es notwendig, die Proteinzufuhr zu erhöhen, da hierbei der Bedarf an Eiweiß auf unterschiedlichen Ebenen ansteigt:

- erhöhter Proteinbedarf für den Muskelaufbau
- erhöhter Proteinbedarf für den Erhalt der gesteigerten Muskelmasse
- erhöhter Proteinbedarf als Schutz vor dem Abbau von Körperprotein

Um eine positive Stickstoffbilanz bei Sportlern zu erreichen, ist selbst bei ausschließlich hochwertigen Proteinquellen eine Mindestzufuhr von 1 g Eiweiß pro Kilogramm Körpergewicht notwendig (Torún et. al. 1977). Bei einer normalen Mischkost, welche nicht ausschließlich aus hochwertigen Proteinquellen besteht, steigt der Proteinbedarf also zusätzlich an. Aber auch das Sportpensum muss bei der Ermittlung des Eiweißbedarfes berücksichtigt werden. Je intensiver die sportliche Betätigung ist, desto höher kann der Proteinbedarf ansteigen (Lemon et al. 1997). So kann es auch bei geringerem Muskelanteil, aber intensiven Belastungen, wie es z.B. häufig im Ausdauersport zu finden ist, zu einem stark erhöhten Proteinbedarf kommen (Tarnopolsky et al. 1985). Auch bei einer Diät steigt der Proteinbedarf bereits auf mindestens 1,2 g Eiweiß pro Kilogramm Körpergewicht am Tag an (Weijs & Wolfe 2016). Wird zusätzlich zur Kalorienreduktion das Sportpensum angehoben, profitiert man davon, die Eiweißzufuhr deutlich über 1,2 g pro kg Körpergewicht am Tag anzusetzen (Longland et al. 2016).

Es zeigt sich, dass erfahrene Kraftsportler eine tägliche Proteinzufuhr von 1,4 g pro Kilogramm Körpergewicht benötigen, um eine ausgeglichenen Stickstoffbilanz zu erhalten (Tarnopolsky et al. 1985). 1,4 g sollten also die absolute Untergrenze für erfahrene Kraftsportler darstellen. Das Ziel im Krafttraining ist jedoch meistens nicht das reine Halten der Muskulatur, sondern der Aufbau zusätzlicher Muskulatur.

Daraus ergibt sich eine Zufuhr Empfehlung von täglich 1,6-2 g Protein pro kg Körpergewicht für Kraftsportler. Die prozentuale Zufuhr Empfehlung von 9-11 % Eiweiß ist hierbei zu vernachlässigen, da auch bei einer niedrigen Gesamtkalorienmenge der erhöhte Proteinbedarf besteht. Eine übermäßige Erhöhung der Eiweißzufuhr, von weit über 2 g pro kg Körpergewicht am Tag, zeigt keinen positiven Effekt auf den Muskelaufbau oder die Fettverbrennung (Antonio et al. 2014).

Körpergewicht in Kilogramm	Mindestmenge in Gramm
60	96
70	112
80	128
90	144
100	160

Tabelle 19: Mindestbedarf an Protein

Bei erhöhtem Körperfettanteil steigt dabei der ermittelte Proteinbedarf stark an. Dies ist jedoch nicht unbedingt notwendig, da das zusätzliche Körpergewicht aus Fett und nicht aus Muskulatur besteht. Fett benötigt aber nicht viel Protein. Wenn du deinen Körperfettanteil kennst, kannst du daher bei einem erhöhten Körperfettanteil auch deinen Eiweißbedarf anhand deiner fettfreien Masse errechnen. Hier solltest du dich an 1,9 g Eiweiß pro kg fettfreiem Körpergewicht orientieren (Weijs & Wolfe 2016).

Beispiel:

Max Mustermann wiegt 100 kg und hat einen Körperfettanteil von 30 %. Wenn er seinen Mindest-Proteinbedarf anhand seines gesamten Körpergewichtes ermittelt, benötigt er 160 g Eiweiß am Tag. Nun errechnet er seine Magermasse. 30 % von 100 kg entspricht 30 kg Fett am Körper. Wenn er diese von seinem Gesamtgewicht abzieht, erhält er seine fettfreie Masse. Diese entspricht 70 kg und wird nun mit 1,9 multipliziert. Sein eigentlicher Mindest-Proteinbedarf liegt also bei 133 g pro Tag.

Solltest du dich aktuell in einem Kaloriendefizit befinden bzw. ist dein Ziel das Abnehmen, solltest du dich an der Obergrenze von 2 g Eiweiß pro Kilogramm Körpergewicht orientieren. Denn in der Diät-Phase gewinnt Eiweiß zusätzlich für den Muskelschutz und die Sättigung an Bedeutung.

Ideale Eiweißquellen sind:

- Fisch
- Fleisch
- Eier
- Milchprodukte
- Hülsenfrüchte
- Nüsse

Wie viele Kohlenhydrate brauche ich?

Während die Zufuhr von Eiweiß sowohl in der Diät als auch beim Muskelaufbau relativ konstant bleibt, können Kohlenhydrate und Fette je nach Ziel und verfolgter Strategie stark schwanken. Deshalb werden die Kohlenhydrate und Fette nun differenziert betrachtet. Je nachdem ob du Muskulatur aufbauen oder Fett verbrennen möchtest, kannst du dir die passende Strategie heraussuchen.

So beeinflussen Kohlenhydrate deinen Muskelaufbau

Kohlenhydrate haben den größten Einfluss auf das anabole Hormon Insulin. Wenn du Muskeln aufbauen möchtest, profitierst du also von einer hohen Kohlenhydratgabe. Meine Empfehlung liegt hier bei ca. 5-7 g Kohlenhydraten pro kg Körpergewicht am Tag. Je nachdem wie viele Gesamtkalorien du benötigst, kann diese Menge variieren. Neben der Ausschüttung von Insulin haben Kohlenhydrate auch noch weitere Vorteile für den Muskelaufbau. Da Kohlenhydrate am schnellsten Energie liefern, steigern sie deine Leistungsfähigkeit im Training. Je intensiver du trainierst, desto mehr Muskeln baust du auch auf.

Durch das intensive Training entleeren sich deine Kohlenhydratspeicher in der Muskulatur. Wenn diese Energiespeicher jedoch schnell wieder gefüllt werden, regenerierst du nach dem Training schneller. Denn nur wenn dein Muskel stets genug Energie hat, ist er auch bereit, mehr Muskulatur aufzubauen. Schließlich bedeutet mehr Muskulatur auch einen höheren Energieverbrauch.

Kohlenhydrate fördern den Muskelaufbau durch:

- das aufbauende Hormon Insulin,
- das Aufrechterhalten der Energiespeicher,
- eine gesteigerte Leistungsfähigkeit,
- eine schnellere Regeneration.

Ideale Kohlenhydratquellen sind:

- Reis
- Kartoffeln
- Getreide
- Hülsenfrüchte
- Obst

So beeinflussen Kohlenhydrate die Fettreduktion

Um abzunehmen musst du deine Kalorien reduzieren. Da das Protein eine wichtige Stellung einnimmt, bleibt dir nur die Möglichkeit, die Kohlenhydrate oder die Fette zu reduzieren. Sportlern rate ich dazu, das Fett zu reduzieren und die Kohlenhydrate auch in einer Diät noch relativ hoch zu halten. Dies hat positive Auswirkungen auf die Leistung im Training und den Schutz der Muskulatur. Zusätzlich hemmen Kohlenhydrate die belastungsinduzierte Immunsuppression und sorgen für eine schnellere Regeneration. Da Fett essenziell für die Hormonbildung und die Aufnahme bestimmter Vitamine ist, solltest du selbst in einer Diät mindestens 0,7 g Fett pro kg Körpergewicht am Tag zuführen. Während die Kalorien also schrittweise reduziert werden, sinkt auch die Fettzufuhr auf bis zu 0,7 g pro kg Körpergewicht am Tag. War deine Fettzufuhr bereits relativ gering und deine Kohlenhydratzufuhr sehr hoch, werden nun natürlich auch die Kohlenhydrate so weit reduziert, bis du nur noch die ermittelte Kalorienmenge zuführst.

Low-Carb

Die zweite Möglichkeit ist, die Kohlenhydrate stark zu limitieren und dafür eiweiß-fett-betont zu essen. Insbesondere für Nicht-Sportler kann diese Variante sehr effektiv sein. Diese Personen brauchen die hohen Kohlenhydratmengen nicht, da sie kein Training durchführen, welches Kohlenhydrate verbraucht. Sie profitieren also auch nicht von hohen Kohlenhydratgaben. Auch in Kombination mit Sport hat eine kohlenhydratreduzierte Kost positive Einflüsse auf den Abbau von Körperfett (Philp et al. 2013). Zusätzlich fühlen sich viele mit einer Eiweiß-Fett-Kombination länger satt und essen deshalb automatisch weniger Kalorien. Denn viele Nicht-Sportler zählen ihre Kalorien nicht, sondern essen einfach nach Gefühl. Eine Low-Carb-Ernährung kann hierbei für höhere Gewichtsverluste sorgen als eine Low-Fat-Ernährung (Deirdre et al. 2015). Mittlerweile nutzen auch immer mehr Sportler Low-Carb-Diäten. Ziel ist es, das Speicherhormon Insulin niedrig zu halten. Dies hat grundsätzlich einen positiven Einfluss auf die Fettverbrennung, was jedoch nicht bedeutet, dass mit Low-Carb-Diäten der Körperfett-Anteil stärker reduziert wird (Hall et al. 2015). Nur weil man viel Fett verbrennt, bedeutet dies nicht, dass man auch viel Körperfett reduziert. Die Gesamtkalorienbilanz relativiert auch hier die Wirkung der Makronährstoffe stark (Johnston et al. 2006). Wenn du dich Low-Carb ernährst, kann es sein, dass dein Gewicht in der ersten Woche sehr stark sinkt. Dies liegt daran, dass die Kohlenhydratspeicher und das damit gebundene Wasser verbraucht, aber nicht aufgefüllt werden. So können schnell 3-5 kg Körpergewicht reduziert werden. Dies hat jedoch nicht zu bedeuten, dass du auch Fett verbrannt hast. Um effektiv Fett zu verbrennen, musst du auch bei einer Low-Carb-Ernährung weniger Kalorien zuführen als du verbrauchst. Selbst wenn die Low-Carb-Ernährung, verglichen mit anderen Varianten, in der ersten Zeit bessere Ergebnisse erzielt, so fallen die Ergebnisse langfristig doch gleich aus (Foster et al. 2003). Einige Untersuchungen lassen jedoch auch eine Überlegenheit von Low-Carb-Diäten gegenüber Low-Fat-Diäten vermuten (Bazzano et al. 2014, Hession et al. 2008, Volek et al. 2004 & Yancy et al. 2004). Diese stehen jedoch den anderen Untersuchungen gegenüber, welche deutlich zeigen, dass beide Ansätze die gleichen Ergebnisse erzielen (Foster et al. 2003 & Sacks et al. 2009). Einige verdeutlichen auch die Überlegenheit von Low-Fat-Diäten (Barnard et al. 2005, Hall et al. 2015 & Turner-McGrievy et al. 2015). Dies verdeutlicht einmal mehr, dass es nicht die eine perfekte Diät gibt. Vielmehr ist es so, dass, je nach Situation, von der einen oder der anderen Variante langfristig mehr profitiert werden kann (Ellrott, 2009). Neben der Berücksichtigung des Metabolismus müssen hierbei die Aspekte der Gewohnheit, dauerhaften Umsetzbarkeit und gesellschaftlichen Anerkennung betrachtet werden (Shai et al. 2008).

Die Deutsche Gesellschaft für Ernährung empfiehlt, mehr als 50 % der täglich zugeführten Kalorien aus Kohlenhydraten zu beziehen (DGE, 2016). Im Gegensatz dazu werden die Kohlenhydrate bei der Low-Carb-Ernährung deutlich reduziert.

Ab einer Kohlenhydratmenge von unter 130 g pro Tag spricht die Amerikanische Gesellschaft für Ernährung und Diätetik von einer Low-Carb-Ernährung. In der Spanne von ca. 30-130 g Kohlenhydraten pro Tag tummeln sich inzwischen viele verschiedene Low-Carb-Ernährungsformen. Einige sind darauf ausgelegt, möglichst schnell abzunehmen, andere wiederum sollen die Gesundheit verbessern.

Einfluss auf den Insulinspiegel

Da bei der Low-Carb-Ernährung wenig Kohlenhydrate gegessen werden, wird die Insulinsekretion stark reduziert. Die primäre Aufgabe von Insulin ist es, Nährstoffe in die Zellen einzuspeichern, sowie gleichzeitig den Abbau der Speicher zu hemmen. Insulin hat dabei nicht nur Einfluss auf die Muskulatur und die Leber, sondern auch auf die Fettzellen. Dies macht Sinn, denn so werden bei gesteigerter, Insulin bedingter Fettsäuresynthese die gebildeten Fettsäuren nicht gleich wieder ins Mitochondrium gebracht (McGarry & Brown 1997 & Wolfe 1998).

Es gibt jedoch starke individuelle und intraindividuelle Unterschiede in der Insulinsensibilität. Manche Menschen reagieren auf Kohlenhydrate mit einer stärkeren Insulinausschüttung als andere. Zusätzlich reagieren die Zellen bei solchen Personen oft schlechter auf das Insulin. Diese Personen profitieren sehr stark von einer Low-Carb-Ernährung. Generell sind die Zellen am Morgen und nach intensivem Krafttraining insulinsensibler als zu anderen Zeiten. Dies bedeutet, dass sie bereits bei geringen Insulinmengen für die Kohlenhydrate "aufgeschlossen" werden. Je nach Person und Faktor hat eine Low-Carb-Ernährung also stärkere oder geringere Auswirkungen.

Individuelle Unterschiede:

- Insulinantwort
- Insulinsensibilität

Intraindividuelle Unterschiede:

- Insulinsensibilität (je nach Uhrzeit und Training)
- Kombination von Lebensmitteln
- Koch- oder Reifegrad der Lebensmittel

Low-Carb-Formen

Da es mittlerweile sehr viele verschiedene Low-Carb-Varianten gibt, möchte ich die gängigsten kurz ansprechen.

Metabole Diät

Im Gegensatz zur allgemeinen Low-Carb-Ernährung gibt die metabole Diät auch den Zeitpunkt der Kohlenhydratgabe vor. Dieser ist streng auf die Zeiten des nötigsten Bedarfs limitiert. Ausschließlich am Morgen und direkt vor sowie nach dem Training sind Kohlenhydrate erlaubt. Morgens braucht der Körper Kohlenhydrate für das Gehirn, vor dem Training braucht er die Kohlenhydrate für die Leistung beim Sport. Und im Anschluss füllt er die Glykogenspeicher wieder auf, was positive Effekte auf Muskelaufbau und Regeneration hat. In den Zeiten dazwischen wird sich streng Low-Carb bis hin zu No-Carb ernährt.

Carb-Backloading

Auch das Carb-Backloading limitiert den Zeitraum der Kohlenhydrataufnahme. Hierbei geht es im Gegensatz zu anderen Low-Carb-Diäten weniger um die drastische Reduktion der Kohlenhydrate. Vielmehr geht es darum, sie zeitlich zu optimieren. So wird den ganzen Tag streng auf Kohlenhydrate verzichtet. Nur nach dem Training sollen gezielt viele Kohlenhydrate konsumiert werden.

LOGI-Methode

Die LOGI-Methode von Dr. Worm stellt ein klassisches Konzept der Low-Carb-Ernährung dar. Sie ist eine erfolgreiche Methode in der Bekämpfung der Zivilisationskrankheiten (Diabetes, Herzinfarkt, Insulinresistenz, erhöhter Cholesterinspiegel, Schlaganfall etc.). Auch bei dieser Methode wird kein absolutes Verbot der Kohlenhydrate ausgesprochen. Es werden sogar große Mengen an Obst und Gemüse als Grundstein dargestellt. Zusätzlich sollten große Mengen hochwertiger Fette sowie reichlich Eiweiß verzehrt werden. Die Kohlenhydrate sollten dennoch geringgehalten und hauptsächlich in komplexer Form verzehrt werden. Obwohl die LOGI-Methode hauptsächlich der Gesundheitsförderung dient, findet sie immer mehr Beliebtheit für die Fettreduktion. Viele Menschen nehmen durch die Modifikation ihrer Lebensmittelauswahl automatisch ab. Dies liegt daran, dass man dadurch länger satt bleibt und somit weniger Gesamtkalorien verzehrt. Im Gegensatz zu vielen anderen Low-Carb-Formen sieht die LOGI-Methode darum weder vor, Kohlenhydrate, noch die Gesamtkalorien zu zählen.

Ketogene Ernährung

Wenn Low-Carb für die Fettreduktion und Gesundheit funktionieren, drängt sich die Frage auf, wie es mit No-Carb-Diäten aussieht. Eine der bekanntesten No-Carb-Diäten ist die ketogene Diät. Bei der ketogenen Diät dürfen nur ca. 30 g Kohlenhydrate pro Tag verzehrt werden. Dies sorgt dafür, dass der Körper verstärkt Energie aus den Ketonkörpern bezieht. Diese fallen bei der Verstoffwechselung von Fettsäuren an. Dieser Effekt zeigt sich jedoch nur, wenn man die Low-Carb-Regelung von unter ca. 30 g pro Tag streng einhält.

Während bei Low-Carb-Varianten die Menge der Kohlenhydrate meistens etwa gleich bleibt, wird bei ketogenen Ernährungsformen mit Ladetagen gearbeitet. Da die Kohlenhydrate fast komplett gestrichen sind, sind die Glykogenspeicher immer entleert. Um diese wieder aufzufüllen und somit eine Leistungsstabilisierung im Krafttraining zu erzielen, werden 1-2 kohlenhydratreiche Tage pro Woche eingeplant. Häufig werden aus den Ladetagen „Cheatdays", an denen einfach alles verzehrt wird, worauf so lange verzichtet wurde. Dieses Essverhalten führt zu einem Kalorienüberschuss an den Ladetagen und somit zu einer Fetteinspeicherung. Generell erfordert eine ketogene Ernährung sehr viel Disziplin, eine Low-Carb-Ernährung bietet wesentlich mehr Spielraum im Alltag. In seltenen Ausnahmesituationen kann eine ketogene Ernährung sinnvoll sein, pauschal ist diese Ernährungsform jedoch nicht zu empfehlen. Es ist empfehlenswerter, auf Low-Carb-Varianten umzusteigen, welche die Kohlenhydrate zwar einschränken, jedoch nicht komplett verbieten.

Vegan-Low-Carb

Einige nicht zu strenge Formen sind auch vegan möglich. Da bei einer veganen Ernährung jedoch alle tierischen Produkte, welche von Natur aus Low-Carb sind, wegfallen, sind die meisten Low-Carb-Ernährungsformen vegan nicht mehr dauerhaft umsetzbar. Hierbei wäre die Lebensmittelauswahl so stark eingeschränkt, dass man auf lange Sicht unter Nährstoffmangel leiden würde.

Low-Carb-Lebensmittel

Viele Lebensmittel wie Getreide, Brot oder Kartoffeln werden ganz aus der Ernährung gestrichen oder sehr stark reduziert. So erlauben einige Low-Carb-Varianten z.b. den Verzehr von Obst, andere reduzieren ihn stark oder verbieten ihn sogar ganz. Es gibt jedoch Lebensmittel wie tierische Produkte und Gemüse, welche sehr gut für Low-Carb- Rezepte geeignet sind.

Kohlenhydratarme Lebensmittel:

- Fisch und Fleisch
- Eier
- Milchprodukte
- Tofu
- Gemüse
- Obst

Es gibt viele Rezepte, welche kohlenhydrathaltige Lebensmittel austauschen. Hierbei wird die Kohlenhydratquelle aus einem klassischen Rezept z.B. durch Gemüse oder Milchprodukte ersetzt.

Kohlenhydrat-Ersatzvarianten:

- Pizzaboden aus Blumenkohl
- Eiweißbrot
- Quarkbrötchen
- Zucchini-Spaghetti

Fazit zur Low-Carb-Ernährung

Abschließend lässt sich sagen, dass eine Low-Carb-Ernährung eine von vielen möglichen Diätformen ist, welche im Alltag oft bessere Ergebnisse liefert als andere Ernährungsformen. Hierbei gibt es viele verschiedene Low-Carb-Varianten, wobei von Extremformen abzuraten ist. Diese erschweren den Alltag unnötig und machen es kaum möglich, alle essenziellen Nährstoffe abzudecken. Für den Muskelaufbau ist eine Low-Carb-Ernährung weniger geeignet, da wichtige Parameter für den Muskelaufbau nur von Kohlenhydraten bedient werden. Wenn du viel Kraftsport machst, profitierst du auch in einer Diät von Kohlenhydraten.

Ist Fett für den Muskelaufbau notwendig?

Beim Muskelaufbau kann die Fettmenge höher angesetzt werden. Insbesondere wenn du Schwierigkeiten hast, genügend Kalorien zuzuführen, kann dir ein erhöhter Fettanteil die Umsetzung deiner Ernährung erleichtern. Gerade als Hardgainer oder bei sehr hohem Sportpensum musst du eventuell sehr hohe Kalorienmengen verzehren. Es empfiehlt sich deshalb, mit 1 g Fett pro Kilogramm Körpergewicht am Tag die Kalkulation für deine Ernährung zu beginnen. Mit dieser Menge hast du definitiv genügend Fett für alle lebenswichtigen Prozesse in deiner Ernährung. Neben der Gesamtkalorienbilanz hat Fett im Gegensatz zu Eiweiß und Kohlenhydraten wenig Auswirkungen auf den reinen Muskelaufbau. Solltest du deine Eiweiß- und Kohlenhydratmenge bereits gedeckt haben und dennoch mehr Kalorien benötigen, kannst du deine Fettzufuhr anheben.

Unterstützt Fett das Abnehmen?

Auch auf das Abnehmen hat Fett keinen direkten Einfluss. Es sollte natürlich auch hier genügend Gesamtfett und Omega-3 zugeführt werden, damit alle Prozesse im Körper reibungslos funktionieren. Darum sollte eine Fettzufuhr von ca. 0,7 g pro Kilogramm Körpergewicht nicht unterschritten werden. Denn Fett ist wichtig als Baustoff, für die Aufnahme der Vitamine A, D, E und K, zur Regulation der Blutflüssigkeit, zur Entzündungshemmung und für die Hormonbildung. Eine zu geringe Fettzufuhr kann den Spiegel androgener Hormone signifikant senken (Wang et al. 2005). Je nachdem, ob du viele oder wenige Kohlenhydrate zuführst, wird das Fett niedriger oder höher gehalten.

Ideale Fettquellen sind:

- fetter Fisch
- hochwertige, pflanzliche Öle
- Nüsse & Samen
- Oliven
- Avocado

Makronährstoffverteilung

Die genaue Verteilung der Makronährstoffe soll nun noch einmal an einigen Beispielen verdeutlicht werden.

Beispiel 1: Muskelaufbau

Max Mustermann hat seinen Kalorienbedarf ermittelt. Dieser liegt bei etwa 2950 kcal. Da er das Ziel hat, Muskulatur aufzubauen, schlägt er täglich 300 kcal oben drauf. Er muss also 3250 kcal pro Tag zuführen. Nun ermittelt er, welche Makronährstoffe er hierfür einplanen muss. Er beginnt mit 1,6 g Protein pro kg Körpergewicht. Bei seinen 80 kg Körpergewicht entspricht das 128 g Eiweiß am Tag. Die 128 g Eiweiß liefern bereits 525 kcal. Nun ermittelt er seine Fettzufuhr. Er soll mindestens 1 g Fett pro kg Körpergewicht zuführen, das entspricht 80 g und somit 744 kcal. Wenn er nun die 744 sowie die 525 kcal von seiner täglichen Zufuhr von 3250 kcal, erhält er die Kalorienmenge, welche für die Kohlenhydrate übrigbleibt. In seinem Fall 1981 kcal. Das heißt, Max führt täglich 483 g Kohlenhydrate zu, was 6 g pro kg Körpergewicht entspricht. Wäre die Kohlenhydratgabe bei über 7 g pro kg Körpergewicht gelandet, hätte Max sie etwas gesenkt und stattdessen das Eiweiß zuerst auf 2 g angehoben. Bei ihm ging die Rechnung jedoch genau auf.

Max Mustermanns Makronährstoffverteilung:

- 128 g Eiweiß
- 80 g Fett
- 483 g Kohlenhydrate

Sollte seine Gewichtszunahme nun stagnieren, beginnt Max Mustermann die Kalorien Woche für Woche weiter anzuheben, bis er die gewünschte Gewichtszunahme von 0,5-1 kg pro Monat erreicht. Hierfür steigert er das Eiweiß auf bis zu 2 g, die Kohlenhydrate auf bis zu 7 g und anschließend so lange das Fett, bis er genügend Kalorien zuführt.

Beispiel 2: Fettreduktion

Max Mustermann nutzt auch hier seine ermittelten Kalorien um zu wissen, wie seine Makronährstoffverteilung aussehen sollte. Von seinem ermittelten Bedarf von 2950 kcal zieht Max 300 kcal ab, um konstant abzunehmen. Er muss also täglich 2650 kcal zuführen, um sein Ziel zu erreichen. Er beginnt direkt mit 2 g Eiweiß pro kg Körpergewicht, da Eiweiß in einer Diät noch mehr an Bedeutung gewinnt. Bei seinen 80 kg Körpergewicht entspricht das einer täglichen Zufuhr von 160 g Eiweiß und somit 656 kcal. Seine Fettzufuhr senkt Max sofort, um mehr Kalorien für die Kohlenhydratzufuhr übrig zu haben. Ob er zuerst die Kohlenhydrate senkt oder zuerst das Fett, ist eine individuelle Entscheidung. Je nach Alltag, Gewohnheit und Sportpensum kommt man mit einer der beiden Strategien besser zurecht. Hier hilft nur ausprobieren. Da Max jedoch viel Krafttraining macht, profitiert er davon, auch in der Diät viele Kohlenhydrate zu verzehren, um seine Leistung im Training aufrecht zu erhalten. Er senkt das Fett also auf 0,7 g pro kg Körpergewicht. Weiter herunter sollte er nicht gehen, da Fett essenziell für den Körper ist. Er führt also täglich 56 g Fett zu, was 520 kcal entspricht. Nun zieht er die 656 sowie die 520 kcal von seiner Tagesbilanz von 2650 kcal ab. Max bleiben also 1474 kcal für die Kohlenhydrate übrig. Das entspricht 360 g Kohlenhydrate bzw. 4,4 g Kohlenhydrate pro kg Körpergewicht.

Max Mustermanns Makronährstoffverteilung:

- 160 g Eiweiß
- 56 g Fett
- 360 g Kohlenhydrate

Sollte seine Gewichtsabnahme beginnen zu stagnieren, reduziert er die Kalorien erneut. Da das Eiweiß sehr wichtig für den Muskelschutz ist und das Fett schon auf das Minimum gesenkt wurde, reduziert er schrittweise so lange die Kohlenhydrate, bis er wieder eine Gewichtsreduktion von 0,5-1 kg pro Woche erhält.

Zusammenfassung von Kapitel 3

Je nachdem ob du Muskulatur aufbauen oder Fett reduzieren möchtest, ergibt sich eine andere Verteilung der Makronährstoffe. Während für den Muskelaufbau die Nährstoffzufuhr sehr hoch gehalten werden, müssen sie bei der Fettreduktion heruntergeschraubt werden. Insbesondere die Kohlenhydratgabe ist für Sportler wichtig.

Makronährstoffe für den Muskelaufbau:

Eiweiß:

1,6-2 g pro kg Körpergewicht am Tag

Kohlenhydrate:

5-7 g pro kg Körpergewicht am Tag

Fett:

1 g Fett pro kg Körpergewicht am Tag

In der Diät wird von 2 g Eiweiß pro kg Körpergewicht ausgegangen und das Fett auf ca. 0,7 g pro kg Körpergewicht gesenkt. Anschließend werden die Kohlenhydrate so lange reduziert, bis die gewünschte Kalorienmenge erreicht ist. Wer keinen Sport macht, kann auch eine Low-Carb-Strategie verfolgen, bei welcher er sich fett- und proteinbetont ernährt. In diesem Fall bleibt die Eiweißzufuhr bei 2 g pro kg Körpergewicht, die Kohlenhydratmenge wird auf die gewünschte Zahl gesetzt (diese kann je nach Low-Carb-Variante variieren) und die verbleibenden Kalorien werden mit Fett aufgefüllt. Das Einhalten der Kalorien bleibt dennoch die wichtigste Stellschraube.

4. Mikronährstoffe

Mikronährstoffe sind essenziell für den Stoffwechsel, liefern jedoch keine Kalorien. Zu den Mikronährstoffen gehören in erster Linie:

- Vitamine
- Mineralstoffe
- Spurenelemente

Vitamine werden in wasserlösliche und fettlösliche Vitamine eingeteilt. Wasserlösliche Vitamine können nur wenige Wochen im Körper gespeichert werden und müssen deshalb regelmäßig mit der Nahrung zugeführt werden. Die Ausnahme stellt hierbei Vitamin B12 dar. Vitamin B12 kann 3-5 Jahre in der Leber gespeichert werden. Fettlösliche Vitamine werden nur zu kleinen Teilen in der Leber gespeichert, da diese hauptsächlich im Fettgewebe gespeichert werden. Hierdurch kann der Körper sich lange Phasen mit Vitaminen versorgen, ohne dass diese zugeführt werden.

Wasserlösliche Vitamine	Fettlösliche Vitamine
Biotin Folsäure Niacin Pantothensäure Vitamin B1 Vitamin B12 Vitamin B2 Vitamin B6 Vitamin C	Vitamin A Vitamin D Vitamin E Vitamin K

Tabelle 20: Vitamine

Die folgende Tabelle zeigt eine Übersicht mit der Zufuhrempfehlung für Mikronährstoffe für Erwachsene.

Nährstoff	DGE Referenzwerte (100 % des Tagesbedarfs) für Männer	DGE Referenzwerte (100 % des Tagesbedarfs) für Frauen
Vitamin A	1,0 mg/Tag	0,8 mg/Tag
Biotin	30-60 µg/Tag	30-60 µg/Tag
Chrom	30-100 µg/Tag	30-100 µg/Tag
Eisen	10 mg/Tag	10-15 mg/Tag
Folsäure	300 µg/Tag	300 µg/Tag
Kalium	2000 mg/Tag	2000 mg/Tag
Kalzium	1000 mg/Tag	1000 mg/Tag
Kupfer	1,0-1,5 mg/Tag	1,0-1,5 mg/Tag
Magnesium	350-400 mg/Tag	300 mg/Tag
Mangan	2,0-5,0 mg/Tag	2,0-5,0 mg/Tag
Molybdän	50-100 µg/Tag	50-100 µg/Tag
Natrium	550 mg/Tag	550 mg/Tag
Niacin	14-16 mg/Tag	11-13 mg/Tag
Pantothensäure	6,0 mg/Tag	6,0 mg/Tag
Selen	70 µg/Tag	60 µg/Tag

Vitamin B12	3,0 µg/Tag	3,0 µg/Tag
Vitamin B1	1,1-1,3 mg/Tag	1,0 mg/Tag
Vitamin B2	1,3-1,4 mg/Tag	1,0-1,1 mg/Tag
Vitamin B6	1,4-1,6 mg/Tag	1,2 mg/Tag
Vitamin C	110 mg/Tag	95 mg/Tag
Vitamin D	20 µg/Tag	20 µg/Tag
Vitamin E	12-15 mg/Tag	11-12 mg/Tag
Vitamin K	70-80 µg/Tag	60-65 µg/Tag
Zink	10 mg/Tag	7 mg/Tag

Tabelle 21: Tagesbedarf der Mikronährstoffe
(DGE Referenzwerte 2016)

Mikronährstoffe sind maßgeblich an Energiebereitstellung, Muskelarbeit, Regeneration etc. beteiligt. Deshalb haben Sportler auch einen erhöhten Bedarf an Mikronährstoffen. Zusätzlich stabilisieren diese das Immunsystem. Du solltest also darauf achten, reichlich Obst und Gemüse in deine Ernährung zu integrieren, um ausreichend Mikronährstoffe zuzuführen. Die offizielle Empfehlung von 5 Portionen Obst und Gemüse am Tag sollte darum dein absolutes Minimum darstellen. Solltest du dich in einem Kaloriendefizit befinden und häufig Hunger verspüren, solltest du zuerst die Zufuhr deiner Gemüsemenge erhöhen.

Gefahren bei einer Über- oder Unterversorgung der einzelnen Mikronährstoffe

Die folgende Tabelle zeigt eine Übersicht der Nebenwirkungen und Schäden, welche durch eine Über- oder Unterversorgung von Mikronährstoffen auftreten können.

Nährstoff	Unterversorgung	Überversorgung
Beta-Carotin	Erhöhtes Risiko für Herzinfarkt, Lungen-, Speiseröhren-, Brust- und Magenkrebs	Es liegen Hinweise vor, dass bei längerfristiger Überversorgung der Vitamin E-Verbrauch ansteigt.
Biotin	Seborrhoische Dermatitis, Bindehautentzündungen, Mundwinkelrhagaden, Schwäche, Appetitverlust, Übelkeit, Depression und Entwicklungsstörungen bei Säuglingen.	Keine Symptome bekannt.
Chrom	Neigung zu Unterzuckerungen, starke Blutzuckerspiegelschwankungen und reduzierte Glukosetoleranz.	Allergien, Ekzeme, Abnahme des antioxidativen Potenzials.

Eisen	Müdigkeit, Abgeschlagenheit, Blässe, Atemnot bei Belastung, Schwindel, Anämie, Störungen der Thermoregulation und Nervensystemstörungen.	Schleimhautreizung, Übelkeit, schwarzer Stuhl, Leberzirrhose, erhöhtes Diabetes-Risiko, Verätzung der Darmschleimhaut, Vernarbungen im Magen-Darm-Trakt, blutiges Erbrechen und blutige Durchfälle.
Folsäure	Perniziöse und megaloblastäre Anämie, Hyperhomocysteinämie, verminderte Thrombozyten-, Leukozyten- und Antikörperbildung	Magen-Darm- und Schlafstörungen.
Kalium	Wasserverlust, Austrocknung, Reizleitungsstörungen im Nervensystem, Muskelschwäche, Muskellähmung, Herzrhythmusstörungen, Nierenschäden, Koma.	Störung der Herzfunktion, schwere Muskel- und Nervenstörungen, Ohrensausen, Taubheit, Verwirrtheit, Halluzinationen und Unwohlsein.
Kalzium	Muskelkrämpfe, Blutgerinnungsstörungen und Osteoporose.	Behinderung der Eisenabsorption, Verstopfung, Harnsteinbildung, Nierenfunktionsstörungen, Verkalkung der Lunge und Nieren.

Kupfer	Anämie, Infektanfälligkeit, Gefäßrupturen, Aneurysmen (gestörte Kollagen- und Elastinsynthese), Gestörte Haut- und Haarpigmentation, Dyslipoproteinämie: Anstieg des Gesamtcholesterin- u. LDL- Spiegels, Abfall der HDL-Werte (HMG-CoA-Reduktase anstieg), Knochenfrakturen (Osteoporose), Wachstumsstörungen, Ataxie, reduzierte Myelinisierung, Nervendegeneration	Überversorgung kann zu Symptomen wie Zinkmangel, erhöhtem oxidativen Stress, Depressionen und Senilität führen, erhöhtes kardiovaskuläres Risiko, Säuglinge: lebensbedrohliche Leberzirrhose
Magnesium	Neuromuskuläre Störungen, unwillkürliches Muskelzucken und erhöhte Neigung zu Herzrhythmusstörungen.	Durchfall

Mangan	Lipid- und Kohlenhydrat-stoffwechsel-Störung (Hypercholesterinämie, Glucoseintoleranz), Knochen- und Knorpeldeformation, Wachstumsstörungen, Gerinnungsstörungen (verminderte Prothrombinbildung), erhöhte Anfälligkeit für oxidative Schäden, Appetitlosigkeit, Dermatitis, Anstieg der alkalischen Phosphatase, Störungen der Spermatogenese, Sterilität	In therapeutischer Dosierung (5-30 mg/Tag) hat Mangan keine Nebenwirkungen. Bei chronischen Manganvergiftung wurden allerdings zentralnervöse Störungen mit Parkinson-ähnlichen Symptomen, Lernschwierigkeiten, Parästhesien und Atembeschwerden beobachtet.
Molybdän	Bei Unterversorgung können Xanthinsteine und Nasopharyngeale Karzinome vermehrt auftreten	In physiologischen Mengen sind keine Neben- und Wechselwirkungen bekannt. Durch die ernährungsbedingte hohe Zufuhr (10-15 mg/Tag) von Molybdän in einigen Teilen Armeniens, wird das vermehrte Auftreten von Gicht erklärt.

Niacin	Pellagra („rauhe Haut"), Dermatitis (entzündliche Erscheinungen der Haut), Diarrhö (Durchfall), Demenz, Hautveränderung mit Hyperkeratosen (Verhornungen), Blasenbildung, Fissuren (Hautrisse), chronisch-atropische Entzündungen des Verdauungstraktes, rote Zunge, Angstzustände, Verwirrung, Schlafstörungen, Depressionen und Halluzinationen.	Durch Nahrungs-ergänzungen hervor-gerufen: Hautrötung durch Gefäßerweiterung („Flush"), Sehschwäche und Makulaödem (Netzhautschwellung), lebertoxische Wirkung
Pantothen-säure	Kopfschmerzen, Müdigkeit, Gesichts-feldausfälle, Reflex-störungen, Paräthesien, „Burning-Feet-Syndrome",	Keine Überdosierungs-erscheinungen, bei sehr hohen Dosen lediglich leichte Verdauungs-beschwerden

Selen	Herzmuskel- und Leberschäden, Muskelschmerzen, Muskelverhärtungen, Keshan-Krankheit (Immunschwächung mit Virusinfektion des Herzens), Kashin-Beck-Krankheit (Knochenzellschädigung mit Gelenkdeformationen und Gelenkentzündungen)	Leber- und Herzmuskelschäden, brüchige, deformierte und verfärbte Haare und Nägel, Haarausfall, Nervenleitungs- und Atemstörungen, knoblauchartig riechende Atemluft, Hautveränderungen, Übelkeit
Vitamin B1	Gewichtsverlust, Verwirrungszustände, Müdigkeit, Beriberi, Alkoholiker: Wernicke Korsakoff-Syndrom, Schwangerschaft: Wachstumsverzögerung und Hemmung der Gehirnentwicklung beim ungeborenen. kohlenhydratreiche Ernährung: überdurchschnittlich hohe AGE (Advanced Glycation Endproducts)-Bildung.	Bisher keine Hinweise auf negative Effekte.

Vitamin B12	Blutarmut, neurologische Störungen, Müdigkeit, Schwäche, geminderte Leistungsfähigkeit, Blässe und Kollapsneigung.	Keine Symptome bekannt.
Vitamin B2	Zu Beginn des Mangels unspezifische Symptome, danach: neurotische Trias, Hypochondrie, Depression, Hysterie, Cheilosis, Rötung und Schwellung der Lippen sowie Mundwinkelrhagaden, Glossitis, Atrophie, Trockenheit der Schleimhaut und Speiseröhre, seborrhoische Dermatitis und Hyperkeratosen, Lid- und Bindehautentzündung und Lichtempfindlichkeit Später: Störung des Eisenstoffwechsels mit mikrozytärer, hypochromer Annämie. Störung der Embryonalentwicklung	Keine Angaben, da es eine äußerst geringe Toxizität aufweist.

Vitamin B6	Neurologische Störungen, steigende Infektanfälligkeit, seborrhoische Dermatitis, Blutarmut und erhöhte Homocysteinwerte.	Gestörtes Tast- und Temperaturempfinden, Ataxie und Reflexausfälle
Vitamin C	Schwäche des Immunsystems, Zahnfleischbluten, vermehrte Müdigkeit, Skorbut, gestörte Wundheilung, Gelenkbeschwerden, Leistungsschwäche, psychische Störungen und Wachstums-Verzögerung.	Magen-Darm-Probleme, Bildung von Nierensteinen.
Vitamin D	Rachitis (Knochenerweichung) bei Kindern, knöcherne Kniefehlstellung, Muskelschwäche, Anfälligkeit des Immunsystems, Osteoporose	Kalziumablagerung in diversen Geweben, dazu zählen insbesondere die Gefäße, das Herz, die Lunge, die Niere, das Gehirn (Eine Überversorgung ist nur über hochdosierte Vitamin D-Präparate möglich.)

Vitamin E	Zu den Symptomen eines Mangels zählen: neuromuskuläre Störungen (Gangunsicherheit, Ausbleiben von Reflexen), reduzierte Fruchtbarkeit, muskuläre Störungen, reduzierte Zahl und Lebenszeit der Erythrozyten (rote Blutkörperchen), mangelhafte Membranstabiltät, Schäden an DNA und Schädigung von Immunzellen	Verlängerung der Gerinnungszeit durch Interaktion mit Vitamin K, mögliche vermehrte Bildung des Prooxidans (Tocopherolraikal),
Vitamin K	Verschlechterte Funktion der Osteoblasten, vermehrter Kalziumverlust über die Nieren, Knochendeformation, Blutgerinnungsstörungen, welche zu aktuen Blutungen (Hämorrhagien) führen können. Säuglinge evtl.: Morbus haemorrhagicus	Albuminurie, akutes Erbrechen, hämolytische Anämie, Leberschäden (Hyperbilirubinämie)

Zink	Verzögertes Wachstum bei Kindern, verzögerte Skelett- und Sexualorgan-Entwicklung, bei Erwachsenen: Störung des Geschmacks- und Geruchssinnes, Haarausfall, Hautveränderungen, psychische Störungen, erhöhte Infektanfälligkeit, gestörte Wundheilung und eingeschränkte Testosteronproduktion.	Schwindel, Erbrechen, Diarrhöe, Fieber, Lethargie, Leber-, Bauchspeicheldrüsen- und Herzmuskelschäden.

Tabelle 22: Auswirkung einer Mikronährstoffunter- oder überversorgung (Gröber, 2002)

Diese Übersicht soll als Nachschlagewerk für bestimmte Symptome dienen. Wenn du unter einer Krankheit leidest oder Anzeichen wie Muskelschmerzen, Schwäche, regelmäßige Übelkeit o.ä. hast, kannst du so ideal nachsehen, ob es eventuell mit der Über- oder Unterversorgung bestimmter Mikronährstoffe zusammenhängt. In diesem Fall kannst du die Nährstoffe, welche bei deinen Symptomen in Frage kommen, beim Arzt untersuchen lassen. Zusätzlich solltest du deine Supplementierung überprüfen: Häufig werden Nahrungsergänzungsmittel mit hochdosierten Mikronährstoffen versehen. Dies kann ein Grund für deine Beschwerden sein. Die Tabelle soll dir jedoch keine Angst vor hohen Vitamindosierungen machen. Generell können die meisten Nebenwirkungen erst bei langfristiger und starker Über- oder Unterversorgung des Nährstoffes auftreten. Außerdem sorgen viele Situationen für einen erhöhten Mikronährstoffbedarf.

Situationen, welche den Mikronährstoffbedarf erhöhen:

- Sport
- Stress
- Schlafmangel
- Rauchen
- Krankheit

Vitamin D

Vitamin D nimmt eine Sonderposition bei den Vitaminen ein. Genau genommen ist Vitamin D gar kein Vitamin, sondern ein Prohormon, also die Vorstufe eines aktiven Hormons.

Funktionen von Vitamin D:

- Bildung & Reifung von Knochenstammzellen
- Resorption & Einbau von Kalzium
- Aktivierung der T-Zellen (Immunsystem)
- Vermittler genetischer Anlagen
- Botschafter in nahezu 30 Geweben und Organen
- Einfluss auf den Stoffwechsel

Vitamin D kommt zwar in Lebensmitteln vor, jedoch in so geringen Mengen, dass das Abdecken des Tagesbedarfes kaum möglich ist. Um den Bedarf von 20 µg Vitamin D aufzunehmen, müsstest du jeden Tag eine der folgenden Varianten verspeisen:

- 400 g Makrele
- 16-20 Eier
- 600 g Avocado
- 1 kg Shiitake-Pilze
- 20 l Vollmilch
- 10 kg Kalbsleber

Unser Körper ist jedoch in der Lage, Vitamin D mit Hilfe von UVB-Strahlen (Sonnenlicht) und 7-Dehydrocholesterol (Cholesterin-Vorstufe) in der Haut zu bilden. Dies funktioniert aber nur von April bis September. Von Oktober bis März hat die Sonne in unseren Breitengraden nicht den richtigen Einstrahlwinkel, um eine Vitamin D-Produktion zu ermöglichen. Als Urmenschen waren wir den ganzen Tag lang nackt in der Sonne. So konnten wir im Sommer genug Vitamin D speichern, um über den Winter zu kommen. Heutzutage sind wir jedoch den Großteil des Tages in Gebäuden, und selbst wenn wir einmal die Sonne genießen, ist unser Körper größtenteils bedeckt. Die verbleibende Vitamin D-Produktion reicht in Kombination mit der Ernährung eventuell aus, um den Körper im Sommer mit Vitamin D zu versorgen. Sie reicht aber nicht, um genügend Vitamin D für den Winter zu speichern. Es ist normal, dass im Winter der Vitamin D-Spiegel sinkt, da im Winter wenig Sonne scheint und der Einstrahlwinkel keine Vitamin D-Produktion auslöst. Niedrige Vitamin D-Speicher werden vom Körper also mit Winterzeiten assoziiert. Was der Körper jedoch auch mit Winter assoziiert, ist Nahrungsknappheit. Insbesondere wenn du zusätzlich weniger Kalorien isst, als du benötigst, wird dieser Mechanismus verstärkt. Im Winter schaltet der Körper in ein Programm, welches nur daran interessiert ist, lange genug zu überleben, bis der nächste Sommer kommt und reichlich Nahrung mit sich bringt. Um lange genug zu überleben spart er Energie. Das bedeutet, der Stoffwechsel verlangsamende Effekt bei zu geringer Kalorienzufuhr kann durch einen Vitamin-D-Mangel verstärkt werden. Nicht benutzte Muskulatur wird also schneller abgebaut, um Energie zu gewinnen und langfristig weniger Kalorien zu verbrauchen. Zusätzlich regeneriert der Körper Verletzungen und Muskelschäden langsamer (Larson-Meyer 2010), denn auch dies bedeutet Kalorienverbrauch. Kurz gesagt: Alle Systeme laufen auf Sparflamme. Du hast im Winter also zwei Optionen, um deinen Körper mit Vitamin D zu versorgen. Entweder du machst einen Sommerurlaub und tankst reichlich Sonne und Vitamin D oder du supplementierst Vitamin D. Studien zeigen, dass die empfohlenen 20 µg Vitamin D pro Tag meistens nicht ausreichen, um den Vitamin D-Spiegel im Körper aufrechtzuerhalten. Hier empfiehlt es sich, zuerst seinen Vitamin D-Spiegel messen zu lassen. Der Hausarzt kann mithilfe eines Blutbildes den Vitamin D-Spiegel ermitteln. Das kostet etwa 30 Euro. Du kannst den Test auch online bestellen und in ein Labor schicken. Die folgende Tabelle zeigt die Normwerte für Vitamin D an.

Zustand	**Vitamin-D-Spiegel**
Überdosiert (toxisch)	> 150 ng/ml
Überdosiert (nicht toxisch)	> 100 ng/ml
Normal	40-80 ng/ml
Leichter Mangel	20-30 ng/ml
Schwerer Mangel	unter 20 ng/ml

Tabelle 23: Vitamin D-Versorgung

Gegen Ende des Winters haben 57 % aller deutschen Erwachsenen einen Vitamin D-Mangel (Hintzpeter et al. 2008). Dadurch kann die Knochendichte sinken und der Knochen kann bruchanfälliger werden. Sportliche Aktivität wirkt dem jedoch auch bei einem Vitamin D-Defizit entgegen (Constantini et al. 2010). Da Vitamin D jedoch die Muskelfunktion beeinflusst (Hamilton et al. 2010), sollten Sportler besonders auf eine ausreichende Zufuhr von Vitamin D achten. Dennoch wurde in Untersuchungen festgestellt, dass über 90 % der Indoor-Sportler einen Vitamin D-Mangel aufweisen (Hamilton et al. 2010 & Constantini et al. 2010).

Sollte dein Vitamin D-Test auch bei dir einen Mangel ergeben haben, solltest du, je nach Schweregrad des Mangels, deine Vitamin D-Zufuhr in den ersten zwei Wochen drastisch erhöhen, um die Speicher wieder aufzufüllen. Bei Menschen mit Vitamin D-Mangel zeigen auch hohe Gaben von Vitamin D keine toxische Wirkung. Anschließend kann eine moderate Menge weiter genommen werden. In den ersten 14 Tagen solltest du zusätzlich Vitamin K2 (MK7) supplementieren. Durch die hohen Vitamin D-Gaben, wird mehr Calcium freigesetzt, welches in die Zellen (z.B. Knochen) transportiert werden muss. Vitamin K2 aktiviert hierbei Proteine, welche durch das Vitamin D gebildet wurden, und sorgt somit für den Transport und die Verwertung von Calcium. So trägt Vitamin D auch zu stabilen Knochen bei. Zusätzlich sollte in den ersten 14 Tagen Magnesium supplementiert werden. Magnesium ist für die Umwandlung von Vitamin D in seine wirksame Form (25-(OH)-D & 1,25-(OH)$_2$-D) benötigt (Rude et al. 1985). Zum einen kann der Vitamin D-Mangel also auch durch einen Magnesiummangel verursacht werden. Denn auch wenn der Körper z.B. genügend Vitamin D über die Sonne aufnimmt, es jedoch aufgrund des Magnesiummangels nicht zur wirksamen Form umbauen kann, entsteht ein Vitamin D-Defizit (Sánchez-Martínez et al. 2008). Sollte aktuell kein Magnesiummangel bestehen, sollte in den ersten Tagen dennoch Magnesium supplementiert werden, da die hohe Vitamin D-Einnahme viel Magnesium für die Umwandlung verbraucht und somit durch die hohe Vitamin D-Gabe ein Magnesiummangel entstehen kann. Das Magnesium sollte hierbei als Magnesium-

Gluconat oder Magnesium-Acetat eingenommen werden, da diese eine etwas höhere Verwertbarkeit aufweisen als andere Formen (Coudray et al. 2005).

Im Anschluss an die ersten 14 Tage reicht eine magnesiumreiche Ernährung aus, um den Tagesbedarf von 400 mg Magnesium zu decken. Hierfür bieten sich Nüsse, Samen, Haferflocken und grünes Blattgemüse ideal an.

Art des Mangels	Die ersten 14 Tage	anschließend
Leichter Mangel	20.000 I.E. Vitamin D pro Tag 200 µg Vitamin K2 pro Tag 200 mg Magnesium pro Tag	1.000 I.E. Vitamin D pro Tag im Sommer 5.000 I.E. Vitamin D pro Tag im Winter
Schwerer Mangel	40.000 I.E. Vitamin D pro Tag 400 µg Vitamin K2 pro Tag 400 mg Magnesium pro Tag	1.000 I.E. Vitamin D pro Tag im Sommer 5.000 I.E. Vitamin D pro Tag im Winter

Tabelle 24: Vorgehen bei Vitamin D Mangel

Richtig sonnenbaden

Um den Körper von April bis September über die Sonne mit Vitamin D zu versorgen, gibt es einiges zu beachten. Wenn du dies tust, und aktuell gute Vitamin D-Werte hast, brauchst du von April bis September kein Vitamin D zu supplementieren, sondern kannst lediglich die Sonne nutzen. Du solltest dich im Sommer mindestens zweimal pro Woche in die Sonne begeben und hierbei mindestens Hände, Arme und Gesicht unbedeckt haben und keine Sonnencreme nutzen. Im Idealfall schaffst du es jedoch öfter als zweimal pro Woche und zeigst am besten noch mehr Haut. Pro Tag reichen hierbei ca. 10-30 Minuten aus, je niedriger der Breitengrad, je steiler die Sonne, je heller die Haut, je mehr Haut unbedeckt ist und je klarer der Himmel, desto weniger Zeit ist notwendig. Die Mittagspause stellt also einen idealen Zeitpunkt für die Vitamin D-Aufnahme dar. Eine Vitamin D-Überversorgung ist durch die Sonne auch bei längeren Sonnenbädern nicht möglich. Der Körper kann nur etwa 20.000 I.E. Vitamin D pro Tag über die Haut bilden. Wird der Körper darüber hinaus mit UVB-Strahlung bestrahlt, wird das synthetisierte Vitamin D direkt wieder zu unwirksamen Substanzen abgebaut. Dennoch solltest du nicht so lange in die Sonne gehen, bis du eine Hautrötung oder sogar einen Sonnenbrand erhältst. In der Regel reicht die Hälfte der Zeit, welche nötig wäre, um einen Sonnenbrand zu erhalten, aus. So vermeidest du gesundheitliche Risiken.

Zusammengefasst kannst du über folgende Optionen deine Vitamin D-Zufuhr erhöhen:

- Sonneneinstrahlung auf die Haut (ohne Kleidung oder Sonnencreme)
- Sonnenstudios mit UVB-Strahlen
- über die Ernährung
- über Nahrungsergänzungsmittel

Zusammenfassung von Kapitel 4

Mikronährstoffe wirken direkt auf deinen Stoffwechsel und sind somit an den Grundfunktionen von Aufbauprozessen beteiligt. Sie sorgen für Energiebereitstellung, Zellwachstum und Erneuerung von Muskulatur, Haut, Knochen, Blutkörperchen und Immunstrukturen.

Iss jeden Tag mindestens 5 Portionen Obst und Gemüse, um deinen Mikronährstoffbedarf abzudecken. Eine Portion entspricht hierbei einer Handvoll. Achte also darauf, dass jede deiner Mahlzeiten mindestens eine Handvoll Obst oder Gemüse beinhaltet. Hierdurch deckst du effektiv den Großteil deiner benötigten Mikronährstoffe und Ballaststoffe ab.

Da Vitamin D jedoch fast ausschließlich über die Sonne gebildet werden kann, solltest du zusätzlich mindestens 800 I.E. Vitamin D3 als Nahrungsergänzungsmittel einnehmen. Bei einem akuten Mangel solltest du mit höheren Dosierungen arbeiten. Dies kann spürbare Effekte auf Muskelaufbau, Fettreduktion, Leistungsfähigkeit und Gesundheit haben.

5. Gesunde Ernährung

Eine gesunde Ernährung ist nicht so kompliziert, wie sie gern dargestellt wird. Im Grunde kann eine gesunde Ernährung mit nur zwei Wörtern beschrieben werden:

- naturbelassen
- abwechslungsreich

Das heißt, die Fragen, die du dir stellen solltest, sind z.b.: Lebt das Tier so, wie es in freier Wildbahn leben würde? Kann es sich bewegen und isst es, was es natürlicherweise isst? Wächst die Pflanze in ihrer natürlichen Umgebung? Lebensmittel, welche du verzehrst, sollten im Idealfall keine Zutatenliste haben. Wenn sie eine haben, sollten so wenig Zutaten wie möglich enthalten sein. Grundsätzlich sind tierische Lebensmittel nicht ungesund, durch die Massentierhaltung hat sich das jedoch verändert. Die Tiere werden nicht artgerecht gefüttert, haben keine Bewegung, werden mit Medikamenten und Hormonen vollgepumpt, produzieren Stress- und Angsthormone, leben in verunreinigten Ställen und leiden an Entzündungen und Krankheiten. Dies sorgt für massive Ablagerungen von Schadstoffen, wie Hormonen und Medikamenten, in den Lebensmitteln und ein negativ verändertes Fettprofil. Dadurch haben tierische Produkte einen höheren Anteil an Omega-6-Fettsäuren und einen gesenkten Anteil an Omega-3-Fettsäuren (Średnicka-Tober et al. 2016). Leider werden auch Biofleisch und Bioeier oft unter nur wenig besseren Bedingungen produziert. Wenn du also tierische Lebensmittel konsumierst, solltest du diese von einem ausgewählten Bauernhof beziehen. Dies ist die beste Möglichkeit, um gesunde Lebensmittel zu erhalten. Bei pflanzlichen Lebensmitteln solltest du darauf achten, dass diese gentechnisch nicht verändert wurden. Zusätzlich solltest du die Produkte saisonal und regional aussuchen. Durch die kürzeren Transportwege enthalten diese Lebensmittel meist mehr Nährstoffe. Um bei Obst und Gemüse möglichst viele Nährstoffe zu erhalten, kannst du auch auf tiefgefrorene Lebensmittel zurückgreifen. Diese werden direkt nach dem Ernten gefroren und sind somit beim Transport nicht Sauerstoff und Sonne ausgesetzt. Bestimmte Obst- und Gemüsesorten benötigen oder speichern mehr Pestizide als andere. Darum solltest du bei folgenden Lebensmitteln immer die Bio-Variante kaufen:

- Äpfel
- Birnen
- Blaubeeren
- Erdbeeren
- Grünkohl
- Gurken
- Kartoffeln
- Kirschen
- Nektarinen
- Paprika
- Pfirsiche
- Spinat
- Trauben

Zusätzlich solltest du Obst und Gemüse gründlich abwaschen, um die Schadstoffbelastung zu minimieren. Auch Reis und Linsen solltest du vor dem Kochen in einem Sieb unter fließendem Wasser abspülen. Generell wird durch eine naturbelassene Ernährung die Schadstoffaufnahme reduziert. Es ist jedoch kaum, möglich Schadstoffe komplett zu vermeiden, da auch unsere Gewässer und Böden Rückstände beinhalten. Auch Schadstoffe aus Verpackungsmaterial und Plastik (wie z.B. Bisphenol A) können negativen Einfluss auf den Körper haben. Dies mögen nur geringe Rückstände sein, doch insbesondere während der Schwangerschaft und Stillzeit wird der Stoffwechsel eines Menschen stark geprägt. Die Prägung basiert auf der

Aktivierung und Inaktivierung bestimmter Gene. Auf diese Weise wird festgelegt, welche Hormone und Enzyme im Stoffwechsel dominant sind. Gelangen in dieser Zeit zu viele Schadstoffe in den Organismus, kann dies den Stoffwechsel negativ prägen. Dabei werden verstärkt solche Gene aktiviert, welche die Fettsynthese und Fettzellbildung fördern (Ross & Desai 2013). Du solltest also die Schadstoffbelastung deiner Lebensmittel so weit es möglich ist reduzieren.

Neben der naturbelassenen Ernährung solltest du dich aber auch abwechslungsreich ernähren. Wenn du dich nur von einem Lebensmittel ernährst, wirst du wahrscheinlich nicht alle Nährstoffe abdecken. Variiere also regelmäßig deine Lebensmittel.

Einfluss von Eiweiß auf die Gesundheit

Viele Sportler erhöhen ihre Proteinzufuhr immer weiter, teilweise verzehren sie täglich 3 g Eiweiß pro kg Körpergewicht oder sogar noch mehr. Dies ist absolut nicht notwendig. Aber ist so viel Eiweiß nun schädlich?

Häufig wird eine hohe Zufuhr von Proteinen mit Nierenschäden in Verbindung gebracht. Wenn man nun aber die wissenschaftliche Lage hierzu näher betrachtet, stellt man fest, dass es keinen Fall gibt, bei dem eine hohe Proteinzufuhr gesunde Nieren schädigt. Wenn bereits Nierenerkrankungen vorliegen, ist dies natürlich ein individueller Fall, welcher nicht pauschal beantwortet werden kann und medizinisch geklärt werden sollte.

Die Studienlage zeigt bei einem erhöhten Konsum von Eiweiß lediglich eine erhöhte Filtrationsrate der Nieren, da Harnstoff (ein Abfallprodukt der Proteinverstoffwechselung) über die Nieren ausgeschieden wird (Brändle et al. 1996). Dies kannst du unterstützen, indem du deine Flüssigkeitszufuhr erhöhst. Auch Sportler, welche 3 g Eiweiß pro kg Körpergewicht am Tag verzehren, müssen sich keine Sorgen um ihre Nierenfunktion machen (Poortmans & Dellalieux 2000).

Weiterhin wird ein hoher Konsum von Eiweiß oft mit einer erhöhten Säurebelastung und somit mit einem gesteigerten Verlust an Knochenmasse assoziiert. Eine Studie zeigt jedoch, dass hoher Eiweißkonsum in Kombination mit einer ausreichenden Zufuhr von Kalzium sogar positiven Einfluss auf die Knochengesundheit hat (Bowen et al. 2004).

Einfluss von Kohlenhydraten auf die Gesundheit

Der aktuelle wissenschaftliche Stand zeigt, dass die Reduktion von Kohlenhydraten positive Auswirkungen auf viele Krankheitsbilder hat (Ajala et al. 2013, Hu et al. 2012 & Santos et al. 2012). Viele Zivilisationskrankheiten, wie Diabetes und schlechte Blutfettwerte, werden durch eine Kohlenhydratmast in Kombination mit zu wenig Bewegung begünstigt.

Um Zivilisationskrankheiten vorzubeugen oder sie zu bekämpfen, solltest du zusätzlich Sport machen. Insbesondere Kraftsport sorgt dafür, dass deine Muskeln wieder insulinsensitiver werden. Dies bedeutet, dass dein Körper weniger Insulin ausschütten muss, um den Zucker aus deinem Blut in deine Zellen zu transportieren. Sollte bereits eine der Zivilisationskrankheiten bei dir festgestellt worden sein, solltest du die Kohlenhydrate eventuell reduzieren, unbedingt jedoch Einfachzucker vermeiden und auf gesündere Kohlenhydratquellen, wie Obst und Vollkorn, umsteigen.

Diese kohlenhydratreichen Lebensmittel solltest du meiden:

- Zucker
- Limonaden & Säfte
- reine Fruchtsmoothies
- Mehl- & Teigwaren
- Fertigprodukte

Diese Kohlenhydratquellen solltest du bevorzugen:

- Obst
- Gemüse
- Kartoffeln
- Hülsenfrüchte

Wenn du gesund und sportlich aktiv bist, brauchst du keine Angst vor hohen Kohlenhydratmengen zu haben. Lediglich auf die Qualität der Kohlenhydrate solltest du achten. Meide deshalb Zucker und Weißmehl. Eine hohe Omega-3-Zufuhr verbessert zusätzlich deine Insulinsensitivität. Auch durch das richtige Timing der Kohlenhydrataufnahme kannst du deine Insulinsensibilität unterstützen. Dieses Thema wird später in den Kapiteln zum Mahlzeiten- und Nährstoff-Timing sowie der Ernährung rund ums Training weiter vertieft.

Einfluss von Fett auf die Gesundheit

Wie bereits in den Grundlagen beschrieben, gibt es verschiedene Arten von Fett. Die meisten sind nicht gesundheitsschädigend. Lediglich auf zwei Fettsäuren solltest du achten. Dies sind zum einen Transfettsäuren. Sie sind absolut gesundheitsschädigend, weshalb du sie komplett aus deiner Ernährung heraushalten solltest. Zum anderen sind es Omega-6-Fettsäuren. Omega-6-Fettsäuren sind jedoch nicht grundsätzlich schlecht. Im Gegenteil, dein Körper ist sogar auf sie angewiesen. Zu hohe Mengen können jedoch gesundheitsschädigend wirken, insbesondere bei einer zu geringen Omega-3-Zufuhr (Ghosh et al. 2013).

Auswirkungen von Omega-3- und Omega-6-Fettsäuren

Die meisten Menschen in unserer Gesellschaft verzehren viel zu viel Omega-6-Fettsäuren. Es zeigt sich, dass jedoch nicht der reine Verzehr von Omega-6-Fettsäuren entscheidend ist, sondern viel mehr das Verhältnis von Omega-3 zu Omega-6. Dies sollte im Idealfall 1:1 betragen, bis zu einem Verhältnis von 1:5 für Omega-6 wird es noch als unbedenklich angesehen, in unserer Gesellschaft herrschen jedoch oft Verhältnisse von 1:15 und noch höher, dies erhöht die Gefahr an Zivilisationskrankheiten zu erkranken (Simopoulos, 2002). Ein zu hoher Anteil von Omega-6-Fettsäuren kann für eine unausgeglichene Synthese von Gewebshormon sorgen. Dies wirkt sich negativ auf die Insulinsensitivität aus und hat ein erhöhtes Diabetesrisiko sowie eine verstärkte Fettspeicherung zur Folge. Außerdem kann es zu verstärkter Blutplättchenverklumpung kommen, was ein erhöhtes Risiko für Herzinfarkte und Schlaganfälle darstellt. Weiterhin fördert Omega-6 entzündliche Prozesse. Da auch Trainingsreize entzündliche Prozesse in der Muskulatur zur Folge haben, kann ein zu hoher Anteil Omega-6-Fettsäuren zu verlängerten Regenerationszeiten und erhöhter Verletzungsanfälligkeit führen. Eine zu hohe Omega-3-Zufuhr zeigt jedoch keine negativen Eigenschaften.

Positive Effekte durch Omega-3-Fettsäuren:

- Verbesserung der Insulinsensitivität
- Erleichterter Abbau von Körperfett
- Grundumsatzerhöhung
- Entzündungshemmung
- Blutdrucksenkung
- Verminderte Blutplättchenverklumpung
- Stabilisierung des Herzrhythmus
- Senkung der Triglyceride im Blut

Iss darum vermehrt Omega-3-reiche Lebensmittel und minimiere die Omega-6-reichen Lebensmittel. Um genügend Omega-3 zu erhalten, solltest du täglich 50 g fetten Seefisch oder 20 g Leinöl oder 3 g Fischölkapseln zu einer Mahlzeit essen.

Omega-3-reiche Lebensmittel	Omega-6-reiche Lebensmittel
Fetter Seefisch (Lachs, Makrele, Hering, Forelle etc.)	Fertigprodukte
Leinöl & Leinsamen	Sonnenblumenöl
Chiasamen	Margarine
Rapsöl	Getreide
Eier (nur vom Bauernhof)	Eier (aus Massentierhaltung)

Tabelle 25: Omega-3- und Omega-6-reiche Lebensmittel

Transfettsäuren machen krank

Transfettsäuren entstehen bei der Härtung ungesättigter Pflanzenfette. Sie erhöhen das „negative" LDL-Cholesterin und senken gleichzeitig das „positive" HDL-Cholesterin. Zusätzlich haben Transfettsäuren eine stark karzinogene (krebserregende) Wirkung. Sie fördern Herzkrankheiten, hohen Blutdruck und Diabetes, Alzheimer und Demenz. Die folgende Tabelle zeigt typische Lebensmittel mit ungefähren Durchschnittsmengen an Transfettsäuren. Die Lebensmittel aus dieser Tabelle solltest du meiden:

Lebensmittel	Transfettsäuren
Salatcrouton	42 %
Pommes Frites	38 %
Fertig- und Bratensoßen	33 %
Donuts	30 %
Panierte Hühnerbrüste	27 %
Croissants	18 %
Schokoriegel	9 %
Schokobrotaufstriche	6 %
Sonnenblumenmargarine	5 %
Kartoffelchips	5 %

Tabelle 26: Anteil an Transfettsäuren in Lebensmitteln

Zusammenfassung von Kapitel 5

Achte auf eine ausgewogene und naturbelassene Ernährung. Das wirkt sich positiv auf deine Gesundheit, dein Hautbild, deine Stimmung, deine Motivation und deine Konzentrations- und Lernfähigkeit aus. Iss nur tierische Lebensmittel, welche du von einem Bauernhof beziehst und achte bei pflanzlichen Lebensmitteln darauf, dass sie regional und saisonal sind sowie Bioqualität haben. Spüle diese Lebensmittel vor dem Verzehr gründlich ab.

Iss täglich 50 g fetten Fisch (Lachs, Makrele, Hering) oder 20 g Leinöl oder 3 g Fischölkapseln zu einer Mahlzeit, um deinen Omega-3-Bedarf abzudecken.

Nutze naturbelassene und komplexe Kohlenhydratlieferanten wie Obst, Hülsenfrüchte und Vollkorngetreide und meide Zucker und Weißmehl.

6. Trinkmenge

Dein Körper besteht, je nach Fettanteil, zu 60-70 % aus Wasser. Ohne Flüssigkeit würden die Stoffwechselvorgänge im Körper nicht funktionieren. Wasser ist somit nach Sauerstoff das wichtigste Element für deinen Körper. Ohne Sauerstoff kannst du rund 3 Minuten überleben. Ohne Wasser nur etwa 3 Tage. Ohne Essen überlebst du bereits über 3 Wochen.

Funktionen von Wasser:

- Lösungsmittel (der Nahrungsbrei im Verdauungstrakt wird verflüssigt)

- Transportmittel (Blut und Lymphe tragen gelöste Nährstoffe, Stoffwechselendprodukte werden an Wasser gebunden und aus dem Körper entfernt)

- Baustein (Wasser wird für die Elastizität der Knorpel, Menisken und Bandscheiben benötigt)

- Regulierung des Wärmehaushaltes (Schweiß)

Flüssigkeitszufuhr

Trinke mindestens 35 ml Wasser pro Kilogramm Körpergewicht pro Tag. Trinke zusätzlich 1 Liter Wasser pro Stunde Sport.

Körpergewicht in Kilogramm	Flüssigkeitszufuhr in Liter
60	2,1
70	2,5
80	2,8
90	3,2
100	3,5

Tabelle 27: Wasserbedarf

Faktoren, welche den Wasserbedarf zusätzlich erhöhen:

- Klima & Jahreszeit (Temperatur und Luftfeuchtigkeit)
- sehr proteinreiche Ernährung (erhöhte Ausscheidung von Harnstoff)
- sehr ballaststoffreiche Ernährung (Ballaststoffe binden Wasser)
- Krankheit (Fieber, erhöhte Ausscheidung durch Krankheit und Medikamente)
- Lebensmittel (variierender Wasseranteil)
- Sport (Schweiß)

Flüssigkeitsmangel

Ein Flüssigkeitsmangel geht immer mit einem Leistungsverlust einher. Dieser Effekt tritt bereits auf, wenn du 2 % deines Körpergewichtes an Flüssigkeit verloren hast. Bei einer 75 kg schweren Person würde dies nach dem Ausschwitzen von 1,5 Litern auftreten. Die durchschnittliche Schweißrate beträgt in etwa 0,5-1 Liter Schweiß pro Stunde. Dies bedeutet, dass nach 1,5-3 Stunden intensiver Belastung ein starker Leistungseinbruch durch den Wasserverlust eintritt, wenn während der Belastung nicht getrunken wird. Geht der Wasserverlust darüber hinaus, werden die Symptome gefährlicher und können im Tod enden.

Wasserverlust in Liter	Symptome
1 bis 4	Durst, Krämpfe, Schwäche, Müdigkeit, Übelkeit
5 bis 7	Schwindel, Kopfschmerzen, Atemnot, Gehunfähigkeit, Blutverdickung
8 bis 14	Delirium, Tod

Tabelle 28: Symptome bei Wasserverlust

Neben dem Wasserverlust durch intensives Training ist auch der Verlust an Mineralstoffen nicht zu vernachlässigen. Ein Liter Schweiß schwemmt etwa 2,5-3 g Mineralstoffe mit aus.

Mineralstoff	Gehalt in mg pro Liter Schweiß
Chlorid	1.065-2.485
Kalium	156-312
Kalzium	120-160
Magnesium	24-96
Natrium	920-1.840

Tabelle 29: Mineralstoffe in Schweiß

Trainierte Sportler schwitzen schneller und mehr, schwemmen hierbei jedoch weniger Mineralstoffe aus als untrainierte Personen. Natrium und Chlorid nimmst du ausreichend über Salz auf. Du solltest also keinesfalls auf Salz verzichten. Orientiere dich an einer täglichen Salzzufuhr von ca. 3-5 g Salz am Tag. Kalzium, Magnesium und Kalium solltest du über die Ernährung aufnehmen. Ideale Lebensmittelquellen hierfür sind:

Kalzium:

- Milchprodukte
- Samen
- Gemüse
- Mineralwasser

Magnesium:

- Kakao
- Zartbitterschokolade
- Nüsse
- Soja
- Haferflocken
- Hülsenfrüchte

Kalium:

- Obst
- Gemüse
- Getreide
- Kartoffeln
- Nüsse
- Hülsenfrüchte

Lebensmittel aus diesen Kategorien solltest du verstärkt in deine Ernährung einbauen.

Alkohol

Neben unzähligen gesundheitlichen Schäden (Maneesh et al. 2006) entwässert Alkohol deinen Körper und sorgt für einen Mikronährstoffverlust. Dies beeinträchtigt deine Regeneration. Geringe Mengen Alkohol haben keinen senkenden Effekt auf den Testosteronspiegel (Sarkola et al. 2000 & Sarkola et al. 2003). Bei hohem Alkoholkonsum wird jedoch der Testosteronspiegel gesenkt (Purohit et al. 2000 &

Widenius 1987). Ein genauer Schwellenwert, wann sich die negativen Effekte von Alkohol zeigen, kann nicht angegeben werden. Als akzeptable Menge wird laut D-A-CH-Referenzwerten folgende Alkoholmenge angegeben (DGE 2016):

- 20 g Alkohol pro Tag für gesunde Männer
- 10 g Alkohol pro Tag für gesunde Frauen

Getränk	Alkoholgehalt in Gramm	Kalorien
Bier 0,33 Liter	12,5	140
Bier 0,5 Liter	19	210
Wein 0,2 Liter	16	136
Schnaps 2 cl	6	42

Tabelle 30: Alkoholgehalt verschiedener Getränke

Da Alkohol ein Gift für deinen Körper ist, versucht dein Körper ihn so schnell wie möglich abzubauen. Etwa 90 % des Alkohols werden über die Leber abgebaut. Lediglich rund 10 % werden über die Nieren, die Haut und die Lunge ausgeschieden. Dies ist jedoch auch der Grund für die bekannte Alkohol-Fahne. Den Rest verstoffwechselt deine Leber. Das Enzym Alkoholdehydrogenase (ADH) baut hierbei den Alkohol zu Acetaldehyd um. Dieses wird dann zu Essigsäure umgewandelt und anschließend mit dem Harn ausgeschieden. Wie schnell der Alkohol abgebaut wird, ist von vielen individuellen Faktoren abhängig.

Individuelle Einflussfaktoren auf den Alkoholabbau:

- Alter
- Geschlecht
- Körpergewicht
- Stoffwechsel
- Leberfunktion
- Nährstoffhaushalt

Ein Mann baut in derselben Zeit durchschnittlich doppelt so viel Alkohol ab wie eine Frau. Natürlich können auch diese Werte schwanken.

Durchschnittliche Alkohol-Abbau-Rate:

- Mann = 0,2 Promille pro Stunde
- Frau = 0,1 Promille pro Stunde

Um eine Flasche Bier oder ein Glas Wein abzubauen, benötigst du also etwa 1-2 Stunden als Mann und 1,5-3 Stunden als Frau. Nach vier Bier à 0,33 l und zwei Schnäpsen à 2 cl hast du bereits ca. 1 Promille und benötigst etwa 5 Stunden als Mann und 10 Stunden als Frau, um den Alkohol komplett abzubauen. Während dieser Zeit konzentriert sich dein Körper nicht mehr verstärkt auf die Regeneration, sondern auf den Abbau von Alkohol. Zusätzlich senkt Alkohol deine Muskelproteinsynthese, also den Aufbau neuer Aminosäuren in der Muskulatur (Parr et al. 2014). Da Alkohol somit deinem Muskelaufbau und deiner Gesundheit schadet, gilt hier der Grundsatz: "Je weniger, desto besser".

Koffein

Koffein fördert im Körper die Freisetzung von Adrenalin und hat somit eine stimulierende Wirkung. Bei übermäßigem Koffeinkonsum kann es zu Zittern, Unruhe und Herzrasen kommen. Die Koffein-Toleranz ist jedoch sehr individuell. Zusätzlich gewöhnt der Körper sich sehr schnell an Koffein. Wenn du regelmäßig Koffein trinkst, musst du die Dosis also immer weiter erhöhen, um den stimulierenden Effekt zu spüren. Auch der entwässernde Effekt von Koffein ist nur bei Personen, welche nicht an Koffein gewöhnt sind, zu beobachten.

Getränk	Koffeingehalt in mg
150 ml Tasse Kaffee	70-100
1 Liter Cola	100-150
300 ml Energy-Drink	100
0,5 Liter Club Mate	100

Tabelle 31: Koffeingehalt verschiedener Getränke

Auch schwarzer Tee und grüner Tee enthalten Koffein. Aufgrund des geringeren Koffeingehaltes und der Aminosäure Theanin, welche die Koffeinaufnahme verlangsamt, ist die stimulierende Wirkung milder. Insbesondere grüner Tee enthält viele gesunde Bitterstoffe mit antioxidativer Wirkung.

Süßstoff

Süßstoffe haben eine 30-13.000-mal höhere Süßkraft als Haushaltszucker, haben jedoch keine Kalorien. Die folgende Tabelle zeigt die in Deutschland zugelassenen Süßstoffe.

E-Nummer	Süßstoff	Relative Süßkraft in Bezug auf Haushaltszucker	Kalorien pro 100 g	ADI-Wert (in mg pro kg Körpergewicht)
950	Acesulfam K	200	0	0-9
951	Aspartam	140	410	0-40
952	Cyclamat	35	0	0-7
954	Saccharin	400-500	0	0-5
955	Sucralose	500-600	0	0-15
957	Thaumatin	2.000-3.000	410	0-15
959	Neohesperidin DC	400-600	0	0-5
960	Steviolglycoside (Stevia)	300-450	0	0-4
961	Neotam	7.000-13.000	0	0-2
962	Aspartam-Acesulfamsalz	350	0	Keine Beschränkung

Tabelle 32: Süßstoffe

Es gibt zwei Süßstoffe, welche in etwa genauso viele Kalorien wie Zucker haben. Diese weisen jedoch eine so hohe Süßkraft auf, dass die üblicherweise verwendeten Mengen nur 1-2 kcal haben.

Der ADI-Wert (Acceptable Daily Intake) beschreibt die Menge eines Lebensmittelzusatzstoffes, die das ganze Leben lang jeden Tag zugeführt werden kann, ohne dass gesundheitliche Risiken entstehen. Es gibt Studien, welche gesundheitliche Risiken durch Süßstoffeinnahmen aufzeigen. Diese sind jedoch oft methodisch nicht kritikfrei durchgeführt worden. Abschließend lässt sich also nur sagen, dass weitere Untersuchungen notwendig sind, um die Langzeitwirkung von Süßstoffen genauer zu ermitteln. Eins steht jedoch fest: Zu den naturbelassenen Lebensmitteln, auf welche du dich konzentrieren solltest, zählen süßstoffhaltige Lebensmittel nicht. Wenn du gesundheitlich auf Nummer sicher gehen willst, lässt du sie also lieber heraus.

Einfluss von Süßstoff auf die Fettreduktion

Süßstoffe haben keine Kalorien und können somit konsumiert werden, ohne sie in die Kalorienbilanz einzubeziehen. Es wurde diskutiert, ob Süßstoffe dennoch, aufgrund ihres Geschmackes, einen signifikanten Insulinausstoß provozieren. Unsere Bauchspeicheldrüse schüttet rund um die Uhr in kurzen Abständen Insulin aus, auch wenn wir nichts essen. Dies gewährleistet, dass die Zellen mit Energie versorgt werden. Auch wenn wir etwas Süßes riechen oder schmecken, schüttet die Bauchspeicheldrüse eine kleine Menge Insulin aus. Diese Menge ist jedoch so gering, dass sie keinen Einfluss auf die Reduktion des Körperfettes hat. Dies ist auch bei Süßstoff der Fall. Studien untermauern, dass die Insulinsekretion durch den Konsum von Süßstoff nicht signifikant erhöht ist. Problematischer ist jedoch die Beeinflussung des Geschmackes. Durch den Konsum von Süßstoff wird dein Geschmack weiter auf „süß" getrimmt, selbst wenn du auf Zucker verzichtest. Dies kann Heißhunger und eine unbewusst höhere Essmenge mit sich bringen. Wenn du einen strikten Plan mit vorgegebener Kalorienmenge verfolgst, wird Süßstoff deine Fettreduktion also nicht behindern. Isst du jedoch nach Gefühl, ist es wahrscheinlich, dass du durch Süßstoff unbewusst mehr isst. In diesem Fall und auch wenn du Schwierigkeiten damit hast, auf Süßigkeiten zu verzichten, solltest du Süßstoff komplett vermeiden.

Zusammenfassung von Kapitel 6

Trinke mindestens 35 ml Wasser pro Kilogramm Körpergewicht pro Tag. Trinke zusätzlich 1 l Wasser pro Stunde Sport. Vermeide Alkohol. Du wirst auch Muskeln aufbauen, wenn du am Wochenende mal ein Bier trinkst. Trinke aber nicht bei jeder Gelegenheit und nicht übermäßig. Beachte, dass alkoholische Getränke häufig hungrig machen. Pass auf, dass du dich trotzdem richtig ernährst. Alkohol hat 7,1 kcal pro Gramm. Koffein hat keine Kalorien, jedoch eine stimulierende Wirkung. Der Körper gewöhnt sich schnell an Koffein, weshalb die Toleranz mit der zugeführten Menge steigt. Auch ein entwässernder Effekt ist bei Personen, welche an Koffein gewöhnt sind, nicht zu beobachten. Süßstoffe liefern keine Kalorien, aufgrund ihres süßen Geschmackes verleiten sie jedoch dazu, mehr zu essen. Wenn du dich also nicht streng an einen Ernährungsplan hältst, solltest du auf Süßstoff verzichten.

7. Mahlzeiten- und Nährstoff-Timing

Es muss betont werden, dass die Gesamtkalorienbilanz sowie die Makronährstoffverteilung wichtiger sind als das Timing der Nährstoffe. Hast du diese Punkte bereits optimiert, kannst du mit dem Mahlzeiten-Timing fortfahren. Bevor wir auf das Timing der einzelnen Nährstoffe eingehen, sollten wir klären, wie oft du am Tag essen solltest. Hier gibt es jedoch keine Pauschalangabe. Sowohl wenige, als auch viele Mahlzeiten zu essen, bietet Vor- und Nachteile. Zusätzlich solltest du deinen Alltag und deine Gewohnheiten berücksichtigen. Wenige Mahlzeiten zu essen unterstützt meist das Abnehmen. Es entstehen längere Fastenperioden und meist werden weniger Gesamtkalorien aufgenommen. Dies gilt natürlich nur für Leute, die nach Gefühl essen. Verfolgst du einen genauen Plan, kannst du auch mit wenigen Mahlzeiten auf einen Kalorienüberschuss kommen. Vorausgesetzt du schaffst es, die nötige Menge in wenigen Mahlzeiten zu verzehren. Achte jedoch darauf, dass die Mahlzeiten eine niedrige glykämische Last haben, ansonsten kann es aufgrund der langen Fastenphasen zu Unterzuckerungen kommen. Bei extrem wenigen Mahlzeiten (z.B. nur 1-2 Mahlzeiten am Tag) kommt es zusätzlich schneller zu einer Stoffwechselabsenkung und einem Proteinmangel. Wenn du all dein Protein in einer Mahlzeit aufnimmst, wird ein Teil hiervon für die Energiebereitstellung „verschwendet" (Fern et al. 1991). Darum empfiehlt es sich, die Eiweißzufuhr auf mehrere Mahlzeiten aufzuteilen, dies unterstützt auch die Muskelproteinsynthese (Mamerow et al. 2014). Insbesondere bei nur einer Mahlzeit am Abend wird der Stoffwechsel schneller auf „speichern" gepolt. Wenn du z.B. nie frühstückst und bei der Arbeit meist so viel Stress hast, dass du das Essen vergisst, musst du all deine kalkulierten Kalorien am Abend einnehmen. Dein Körper bemerkt, dass die Energie immer erst zeitversetzt ankommt. Den ganzen Tag über benötigt er Energie, erhält jedoch keine und muss auf seine Reserven zurückgreifen. Er lernt also, stärker zu speichern, sobald er Energie erhält.

Insbesondere für den Muskelaufbau empfiehlt es sich also, mehr Mahlzeiten einzuplanen. So erleichterst du dir die Protein- und Kalorienzufuhr. Die Anzahl kann hierbei je nach Kalorien, Hungergefühl und Alltag variieren. Die Basis sollte aus 3-5 Mahlzeiten am Tag bestehen.

Wenige Mahlzeiten	**Viele Mahlzeiten**
Längere Fastenzeiten	Regelmäßige Aufnahme von Protein
Häufig weniger Gesamtkalorien	Häufig mehr Gesamtkalorien
Eventuell Blutzuckerschwankungen	Stabilerer Blutzuckerspiegel
Eventuell Stoffwechselabsenkung	Eventuell Stoffwechselankurbelung

Tabelle 33: Mahlzeitentiming

Fasten

Wenn man die Mahlzeiten gegen null reduziert, kommt man in den Bereich des Fastens. Hier gibt es verschiedene Methoden. Varianten in denen nur getrunken wird, solche, bei denen auch leichte Speisen gegessen werden dürfen, Varianten welche nur einige Tage andauern und welche, die über viele Wochen gehen. Doch welche von allen ist die effektivste?

Um diese Frage zu beantworten, muss die jeweilige Zielsetzung näher betrachtet werden. Wenn du nur fasten möchtest, um dich zu entgiften und deinen Darm zu reinigen, können z.b. längere Fastenvarianten, bei denen fast nur getrunken wird, Sinn machen. Geht es jedoch um die Fettreduktion, solltest du von längerem Fasten Abstand nehmen. Bekommt dein Körper über viele Tage keine Nährstoffe, läuft bei ihm ein Überlebensprogramm ab. Um möglichst lange ohne Nahrung auszukommen und z.b. lange, natürliche Fastenphasen, wie den jährlichen Winter, zu überleben, fährt dein Körper also deinen Energieverbrauch herunter. Er produziert weniger Wärme, stellt sein Hormonsystem um, baut Muskulatur ab und regeneriert langsamer. Dies wird in Kapitel zwei detailliert beschrieben.

Sogenanntes "Intermittent Fasting" beschreibt Methoden, bei denen z.B. zwei Drittel des Tages gefastet wird, im letzten Drittel wird jedoch normal gegessen. Wenn du von 22 Uhr bis 6 Uhr morgens schläfst, dürftest du nun also bis 14 Uhr nichts essen. Hier stellt sich der Körper auf Fettreduktion ein. Zusätzlich hat der Verdauungstrakt Ruhe. Von 14 Uhr bis 22 Uhr solltest du jedoch alle wichtigen Nährstoffe zuführen, um deinen Stoffwechsel hoch zu halten. Intermittent Fasting stellt also eine gute Variante dar, wenn du deiner Verdauung Ruhe geben möchtest. Schneller abnehmen wirst du hierdurch jedoch nicht, da dies von der Gesamtkalorienzufuhr abhängt und nicht von dem Zeitpunkt der Nahrungsaufnahme (Keogh et al. 2014).

Wann sollte ich Eiweiß zuführen?

Die Gesamteiweißmenge ist wesentlich wichtiger als der Zeitpunkt der Aufnahme. Dennoch empfiehlt es sich, in jede Mahlzeit einen Eiweißanteil zu integrieren. Dies hat einen positiven Einfluss auf die Sättigung und den Aufbau neuer Muskelproteine, da die ins Blut strömenden essenziellen Aminosäuren die Muskelproteinsynthese stärker ankurbeln, als die bereits im Muskel gespeicherten essenziellen Aminosäuren (Bohé et al. 2013).

Um dein Nährstofftiming zu optimieren, solltest du die speziellen Eigenschaften der jeweiligen Eiweißquellen nutzen. Whey-Protein wird sehr schnell verdaut und sorgt dafür, dass dein Proteinspiegel im Blut sehr rasch ansteigt, jedoch nicht lange oben gehalten wird. Andere Varianten, wie Quark oder Käse, welche zu einem Großteil aus Casein-Protein bestehen, werden langsam verdaut. Somit versorgen sie deine Muskulatur über einen langen Zeitraum mit Aminosäuren. So kannst du Zeiten, in denen dein Körper einen besonderen Bedarf hat, ideal abdecken. Morgens nach dem Aufstehen hat dein Körper viele Stunden lang keine neuen Aminosäuren erhalten. Hier empfiehlt sich also ein Eiweißpulver, welches deinen Proteinspiegel schnell wieder anhebt und deine Muskelproteinsynthese aktiviert. Diesen Effekt erhältst du ab etwa 20 g Whey-Protein. Ausschlaggebender hierbei ist jedoch eigentlich die Aminosäure Leucin, welche zu den BCAAs gehört. Es reichen ca. 3 g Leucin, um deine Muskelproteinsynthese zu stimulieren. Achte also darauf, dass dein Proteinpulver einen hohen Anteil an BCAAs enthält.

Auch nach dem Training ist eine schnelle Eiweißzufuhr empfehlenswert. Im Training werden Aminosäuren verbraucht und Muskelstrukturen beschädigt. Um deine Muskulatur vor einem Abbau zu schützen und neue Bausteine für den Aufbau zu liefern, sollte auch direkt nach dem Training ein Eiweißpulver zugeführt werden, welches schnell verdaut wird.

Vor dem Schlafen kannst du eine Eiweißquelle nutzen, welche langsam verdaut wird und deine Muskulatur über die Nacht mit Aminosäuren versorgt. Du musst dich jedoch nicht zu 100 % an das Timing halten. Dein Körper hat genügend Eiweißreserven, um auch Zeiträume ohne Eiweißzufuhr zu überbrücken. Dauern diese jedoch zu lange oder kommen zu oft vor, wird er Eiweißstrukturen aus deiner Muskulatur lösen und diese somit abbauen.

Ideale Lebensmittel vor dem Schlafen:

- Quark
- Körniger Frischkäse
- Käse
- ganze Eier
- Tofu
- Nüsse

Wie viel Eiweiß kann ich pro Mahlzeit aufnehmen?

Dass nur 30 g Protein pro Mahlzeit vom Körper aufgenommen werden können, ist ein Mythos. Der menschliche Darm kann am Tag ca. 600 g Aminosäuren aufnehmen. Die Gesamtmenge stellt also keinen limitierenden Faktor dar. Wenn du beispielsweise 200 g Eiweiß am Tag essen möchtest, müsstest du diese bei einem Maximalwert von 30 g Protein pro Mahlzeit auf ziemlich viele Mahlzeiten aufteilen. Das ist nicht notwendig. Solltest du einen sehr hohen Eiweißanteil in einer Mahlzeit haben, kann ein Teil der aufgenommenen Proteine, welche aktuell nicht als Baustoff benötigt werden, für die Energiebereitstellung herangezogen werden. Dies ist jedoch stark von der Art der Proteine und somit der Verweildauer im Magen abhängig. So wird ein Whey-Protein wesentlich schneller aufgenommen als ein Casein-Protein, welches länger im Magen verweilt. Auch wenn eine überdurchschnittliche Eiweißmenge in einer einzelnen Mahlzeit keinen weiteren Effekt auf die Muskelproteinsynthese hat, wird jedoch der Abbau von Muskelprotein reduziert und somit ein anaboler Effekt erzeugt (Deutz & Wolfe 2013).

Art des Eiweißpulvers	Resorptionsgeschwindigkeit	Biologische Wertigkeit	Einnahmezeitpunkt
Whey	schnell	104	morgens & nach dem Training
Egg	mittel	88	beliebig
Soja	langsam	85	beliebig
Beef	mittel	83	beliebig
Reis	mittel	81	beliebig
Casein	langsam	77	vor langen Phasen ohne Mahlzeit, vor dem Schlafen
Erbsen	mittel	54	beliebig
Hanf	langsam	keine Angabe	beliebig
Mehrkomponenten	mittel, je nach Kombination	je nach Kombination	beliebig
Aminosäuren	sehr schnell	je nach Aminosäure und Bedarf	morgens, vor, im oder nach dem Training

Tabelle 34: Eiweißpulver im Vergleich

Machen mich Kohlenhydrate am Abend dick?

Da Kohlenhydrate sehr wichtig für die Muskulatur sind, solltest du in der Aufbauphase zu jeder Zeit Kohlenhydrate zuführen. Der Mythos, dass Kohlenhydrate am Abend den Körperfettanteil stärker anheben, ist wissenschaftlich nicht haltbar. Es stimmt jedoch, dass dein Körper morgens insulinsensitiver ist als abends. Dies bedeutet, dass er weniger Insulin benötigt, um die Kohlenhydrate in die Zelle zu schleusen. Es bedeutet jedoch nicht, dass man abends keine Kohlenhydrate essen sollte, sondern lediglich, dass die glykämische Last der Kohlenhydrate niedrig sein sollte. Ob du zunimmst oder nicht, hängt nicht davon ab, wann du isst, sondern was du isst und wie viel davon. Auch wenn Hormone eine große Macht haben, werden sie stark durch die Gesamtkalorienbilanz relativiert.

Zusammenfassung von Kapitel 7

Um deine Muskelproteinsynthese möglichst effektiv auszunutzen, solltest du deine Ernährung mit 3-5 Mahlzeiten und Snacks gestalten. Hierbei sollten die Mahlzeiten aus einer Mischkost (Kohlenhydrate, Fette und Eiweiß) bestehen. Achte darauf, dass jede Mahlzeit mindestens 30 g Eiweiß beinhaltet. Erhöhe, wenn nötig, den Eiweißanteil der Mahlzeiten, um deinen täglichen Gesamteiweißbedarf zu erhalten. Das Mahlzeiten-Timing wird jedoch stark durch die Gesamtnährstoffzufuhr relativiert.

8. Ernährung rund ums Training

Bevor ich näher beleuchte, was du vor, im und nach dem Training essen solltest, möchte ich betonen, dass Nahrungsergänzungsmittel nicht zwangsläufig notwendig sind, und dass du durch die reine Einnahme von Supplementen weder Muskeln aufbauen, noch dein Körperfett reduzieren wirst. Sie können es dir jedoch in speziellen Situationen einfacher machen und das Timing verbessern.

Vorteile von Nahrungsergänzungsmitteln:

- leichtere Aufnahme hoher Kalorienmengen
- Nährstoffe sind hoch dosierbar
- leicht transportierbar
- schnell verdaulich

Vor dem Training

Da deine Glykogenspeicher bei hohem Kohlenhydratanteil nie leer sind, benötigst du keine extra Mahlzeit vor dem Training. Achte darauf, dass deine letzte Mahlzeit 2-3 Stunden zurückliegt. Wenn dein Körper verdaut, zieht er Blut zum Magen und macht dich träge. Im Training brauchst du jedoch ein aktives Nervensystem und viel Blut in deiner Muskulatur. Insbesondere bei fettreichen Mahlzeiten vor dem Training solltest du dich an die vorgegebene Zeit halten, damit dir im Training nicht übel wird.

Wenn du dich vor dem Training müde oder antriebslos fühlst, kannst du 100-150 mg Koffein nehmen. Dies sollte jedoch eher eine Ausnahme als die Regel sein, da die Koffeintoleranz durch die regelmäßige Einnahme steigt. Zusätzlich kannst du ca. 30 Minuten vor deinem Training einige Aminosäuren einnehmen. Die wichtigsten sind hierbei

L-Arginin und Beta-Alanin, welche jeweils mit 3-5 g dosiert werden sollten. L-Arginin sorgt für eine stärkere Durchblutung des Muskels und Beta-Alanin zögert die Übersäuerung im Muskel hinaus.

Im Training

Das Wichtigste, was du im Training zuführen solltest, ist Wasser. Du kannst dich grob daran orientieren, pro Stunde Sport einen Liter Wasser zu trinken. Deine Muskelspeicher reichen aus, um dich 60-90 Minuten mit Energie zu versorgen. Länger sollte dein Krafttraining auch nicht dauern. Wenn du dich in einem Kaloriendefizit befindest, macht es Sinn, ca. 10-20 g BCAAs im Training zu nehmen, da diese deine Muskulatur vor dem Abbau schützen und deine Leistungsfähigkeit aufrechterhalten. Während der Belastung wird Trypthophan über die Blut-Hirn-Schranke in dein Gehirn eingeschleust, was dich ermüdet. Dies ist ein Schutzmechanismus deines Körpers, um Überlastungen zu vermeiden. Die BCAAs konkurrieren jedoch mit der Tryptophaneinschleusung. Diese wird hierdurch zwar nicht komplett unterbunden, du kannst dir den Vorgang jedoch wie bei einem Reißverschlussverfahren vorstellen: BCAAs und Trypthophan werden hierbei abwechselnd ins Gehirn geschleust, wodurch deine Leistungsfähigkeit länger aufrecht erhalten bleibt.

Nach dem Training

Direkt nach dem Training beansprucht die Muskulatur die zur Verfügung stehenden Nährstoffe, um die eigenen Speicher wieder zu füllen. Diese Restitutionsphase ist auch als „anaboles Zeitfenster" bekannt. Um die Regeneration direkt nach dem Training einzuleiten, empfiehlt es sich, nach dem Training einen Shake zu trinken, welcher aus folgenden Inhaltsstoffen besteht:

Für den Muskelaufbau:

- Traubenzucker (1 g pro Kilo Körpergewicht)
- Eiweißpulver (0,5 g pro Kilo Körpergewicht)
- Kreatin (3-5 g)

In der Diät:

- Traubenzucker (0,5 g pro Kilo Körpergewicht, wenn du Kraftsportler bist. Machst du keinen intensiven Kraftsport, brauchst du in der Diät keinen Traubenzucker.)
- Eiweißpulver (0,5 g pro Kilo Körpergewicht)
- Kreatin (3-5 g)

Einfluss auf die Regeneration

Eiweiß und Kohlenhydrate regen die Muskelproteinsynthese selbst bei negativer Kalorienbilanz an (Hector et al. 2014). Insbesondere Molkenprotein hat einen großen Einfluss auf die Muskelproteinsynthese (Kerksick et al. 2006).

Durch die mechanische Belastung während des Trainings werden insulinunabhängig GLUT-4-Transporter in die Zellmembranen der Muskelzellen eingebaut. Wenn nun im Anschluss an das Training schnelle Kohlenhydrate verzehrt werden, können die Muskelspeicher direkt aufgefüllt werden, ohne dass Insulin benötigt wird. Eine Studie lässt vermuten, dass eine Kohlenhydratgabe direkt nach dem Training die Regeneration genauso stark fördert wie eine Proteingabe direkt nach dem Training (Goh et al. 2012). Dies verdeutlicht weiter, dass sowohl Kohlenhydrate als auch Proteine direkt nach dem Training positive Einflüsse auf die Regeneration haben (Farup et al. 2014). Zusätzlich wird durch den Shake die ausgeschwitzte Flüssigkeit wieder nachgefüllt. Dennoch solltest du bedenken, dass der Shake nur eine sehr kleine Stellschraube darstellt. Das Einhalten der Kalorienbilanz sowie der Makronährstoffe ist für das Erreichen deiner Ziele wesentlich wichtiger. Eine Untersuchung konnte trotz Shake nach dem Training keine Unterschiede in der Regeneration feststellen (Gonzalez et al. 2015). Dies könnte bedeuten, dass 20 g Eiweiß mit 6 g Kohlenhydraten (wie in der Studie verwendet) zu wenig sind, um einen signifikanten Unterschied in der Regeneration auszumachen. Es veranschaulicht jedoch ein weiteres Mal, dass der Shake nach dem Training nicht der bedeutendste Faktor für die Trainingserfolge ist.

Einfluss auf das Immunsystem

Grundsätzlich verbessert Sport das Immunsystem. Wer jedoch zu oft zu intensiv trainiert, kann das Immunsystem stark schwächen und ist somit wesentlich anfälliger für Erkältungen (Jahreis & Klein 2005). Direkt nach dem Training ist das Immunsystem immer geschwächt, da es nach intensivem Training zu veränderten Stresshormonkonzentrationen kommt (Dohi et al. 2001, Gabriel 2004 & Gabriel 2006). Der Hormonhaushalt normalisiert sich innerhalb von 3-24 Stunden wieder. In dieser Zeit ist der Athlet jedoch Infekt anfälliger (Gleeson 2007). Natürlich haben auch weitere Faktoren einen Einfluss auf das Immunsystem und die Infektanfälligkeit.

Folgende Faktoren haben Einfluss auf das Immunsystem:

- Training
- Schlaf
- Stress
- Kalorienzufuhr
- Mikronährstoffe
- Protein
- Omega-3-Fettsäuren
- Veranlagung

Man kann die belastungsinduzierte Immunsupression jedoch durch die Gabe schneller Kohlenhydrate direkt nach dem Training abmildern (Gleeson et al. 2004 & Nieman 2008). Die Kohlenhydratzufuhr beschleunigt also nicht nur die Regeneration, sondern minimiert auch die Immunsupression, welche durch intensives Training entsteht. Die Kohlenhydrate können hierbei die Stresshormone reduzieren und dem Immunsystem somit zu einer beschleunigten Regeneration verhelfen. Nach intensivem Training kommt es zu einer veränderten Kohlenhydratverteilung. Hierbei werden auch Immunzellen verstärkt mit Kohlenhydraten versorgt (Jeukendrup et al. 2005). Intensives Training schädigt die Gewebestrukturen und löst entzündliche Prozesse in der Muskulatur aus. Die Immunzellen, welche gegen diese Prozesse vorgehen, benötigen viele Kohlenhydrate. Insbesondere in Low-Carb-Diäten werden hierfür häufig zu wenig Kohlenhydrate zugeführt, insbesondere da das Immunsystem durch die Kalorienreduktion weiter geschwächt wird. Wenn du häufig krank wirst, kannst du zusätzlich 10-20 g Glutamin in deinen Shake geben. Der Einfluss von Glutamin auf das Immunsystem scheint in der Praxis positive Effekte zu zeigen, wurde in Studien jedoch nicht eindeutig belegt. Lediglich eine Untersuchung fand einen positiven Einfluss von L-Glutamin auf das Immunsystem von Marathonläufern (Castell & Newsholme 1997), ein genereller Nutzen für Sportler wäre also durchaus denkbar. Diese Untersuchung liegt jedoch einer Hand voll weiterer Studien gegenüber, welche keinen Nutzen einer L-Glutamin-Gabe bei Sportlern feststellen konnten (Castell et al. 1996, Moreira et al. 2007, Rohde et al. 1998).

Auch Fett ist am Immunsystem beteiligt (Hwang 1989). Insbesondere Omega-3-Fettsäuren können die entzündlichen Prozesse schneller regenerieren (Calder & Kew 2002). Hier ist es jedoch nicht notwendig, diese direkt nach dem Training zuzuführen. Im Gegenteil: Fett würde sogar die Aufnahme der restlichen Nährstoffe verzögern. Es reicht also aus, generell auf genügend Fett und insbesondere Omega-3-Fettsäuren in der Ernährung zu achten.

Auch Vitamine und Mineralstoffe haben großen Einfluss auf das Immunsystem. Jedoch ist auch hier wichtiger, dass die Nährstoffe im

Laufe des Tages abgedeckt werden, als dass sie direkt nach dem Training zugeführt werden. Folgende Nährstoffe sind stark am Immunsystem beteiligt:

- Vitamin A
- Vitamin E
- Vitamin C
- Vitamin D
- Vitamin B6
- Vitamin B12
- Zink
- Kupfer
- Eisen
- Selen

Da dies sehr viele sind, arbeiten viele Sportler mit Multivitaminpräparaten, um Erkältungen vorzubeugen. Diese haben jedoch nur einen positiven Effekt, wenn vorher wirklich einer der Nährstoffe unzureichend zugeführt wurde. Wurden alle Nährstoffe schon über die natürliche Ernährung abgedeckt, haben die Multivitaminpräparate keinen weiteren positiven Effekt (El-Kadiki & Sutton 2005 & Stephen & Avenell 2006).

Auch ein positiver Effekt hoher Vitamin C-Gaben ist wissenschaftlich nicht eindeutig gestützt (Douglas 2007). Da Vitamin C jedoch in gewissen Immunzellen sehr konzentriert enthalten ist, hat die These dennoch ihre Berechtigung. Insbesondere Ausdauersportler können sich von Vitamin C-Gaben positive Effekte erhoffen (Niemann 2000). Die Einnahme von Vitamin C in Zeiten, wo man besonderen Belastungen oder Stress ausgesetzt ist, kann also als Präventivmaßnahme eingesetzt werden. Es sollte jedoch nicht durchgehend Vitamin C als Überdosierung eingenommen werden, da dies, insbesondere bei vorbelasteten Menschen, zu beeinträchtigten Nierenfunktionen führen kann (Nankivell & Murali 2008).

Auch Zink hat einen positiven Einfluss auf das Immunsystem. Neben der zytotoxischen (zellschädigenden) Wirkung auf Viren, fördert Zink auch die Reifung von Lymphozyten in der Thymusdrüse und beeinflusst die Bildung entzündungsfördernder oder entzündungshemmender Zytokine in den Immunzellen (Prasad 2007 & Prasad 2008).

Nimmt man jedoch dauerhaft antioxidative Nährstoffe wie Vitamin C oder Zink in extrem hohen Dosierungen ein, hemmt das die Bildung von freien Radikalen. Dies kann kurzfristig positive Auswirkungen haben, da freie Radikale Krankheitserreger begünstigen und Zellen schädigen können. Sie zerstören jedoch auch Eindringlinge. Unterdrückt man also dauerhaft die freien Radikale, kann dies zu einer geschwächten Immunabwehr führen und die Anpassung des Trainings negativ beeinflussen.

Zusammenfassung von Kapitel 8

Die letzte Mahlzeit vor dem Training sollte 2-3 Stunden zurückliegen.

Zufuhr vor dem Training (optional):

- 100-150 mg Koffein
- 3-5 g L-Arginine
- 3-5 g Beta-Alanine

Zufuhr im Training:

- ca. 1 l Wasser pro Stunde Sport
- ca. 10-20 g BCAAs (nur in der Diät)

Zufuhr nach dem Training:

- Traubenzucker (1 g pro Kilo Körpergewicht für den Aufbau, 0,5 g pro Kilo Körpergewicht in der Diät, wenn du Kraftsportler bist. Machst du keinen intensiven Kraftsport, brauchst du in der Diät keinen Traubenzucker.)
- Eiweißpulver (0,5 g pro Kilo Körpergewicht)
- 3-5 g Kreatin

9. Regeneration

Die Regeneration stellt eine der drei wichtigsten Säulen des Erfolgs dar. Wer nicht vollständig oder zu langsam regeneriert, kann so viel trainieren, wie er möchte, er wird keine optimalen Ergebnisse erzielen. Es gibt viele Möglichkeiten, die Regeneration aktiv zu unterstützen. Es sollte jedoch klar sein, dass dies keine Wunderwaffen sind. Wer sich im Training wortwörtlich halb umbringt, wird dies weder mit einer Eistonne, noch mit einer Sauna wieder ausgebügelt kriegen. Darum müssen Training und Regeneration immer aufeinander abgestimmt werden. Wer dauerhaft von Muskelkater geplagt ist, sollte neben den Regenerationsmaßnahmen auch im Training einen Gang zurückfahren. Um im Anschluss an das Training möglichst schnell wieder fit zu sein, solltest du direkt nach dem Training mit Regenerationsmaßnahmen beginnen. Die Ernährung ist hierbei eine wichtige Stellschraube. Die Restitutionsphase, welche im vorherigen Kapitel angesprochen wurde, stellt die erste Regenerationsmaßnahme dar. Ich möchte diese Phase grob in drei Unterphasen einteilen. Die kurz, mittel- und langfristige Restitutionsphase gibt jeweils an, wann du welche Mahlzeit essen solltest, um deine Regeneration optimal zu unterstützen.

Restitutionsphasen im Überblick:

Restitutionsphase	Zeitpunkt	Ideale Lebensmittelzufuhr
Kurzfristig	die ersten 30 Minuten nach deinem Workout	Shake (schnelle Kohlenhydrate + schnell verdauliches Eiweiß + Kreatin)
Mittelfristig	2-4 Stunden nach deinem Workout	Feste Mahlzeit (komplexe Kohlenhydrate + Eiweiß + Gemüse)
Langfristig	> 4 Stunden nach deinem Workout	Feste Mahlzeit (Mischkost, Kohlenhydrate + Eiweiß + Fett + Gemüse)

Tabelle 35: Restitutionsphasen nach dem Training

Neben der Ernährung gibt es weitere Möglichkeiten, die Regeneration aktiv zu beeinflussen. Einige Maßnahmen eignen sich zur Anwendung direkt nach dem Training, andere an Ruhetagen. Du solltest diese Regenerationsmaßnahmen so oft einbauen, wie du es schaffst, diese jedoch nicht zu intensiv durchführen. Die folgende Tabelle zeigt, welche Maßnahmen es gibt, welchen Effekt sie haben und wann du sie einsetzen solltest.

Maßnahmen zur Unterstützung der Regeneration:

Maßnahme	Zeitpunkt	Effekt
Schlaf	mindestens 8 Stunden täglich	längere Regenerationsphase
Stressreduktion	immer	Reduktion des muskelabbauenden Hormons Kortisol
Flossing	vor, im und nach dem Training oder an trainingsfreien Tagen	bei überlasteten oder verletzten Gelenken oder Muskeln
Taping	vor dem Training oder an trainingsfreien Tagen	bei überlasteten oder verletzten Gelenken oder Muskeln
kaltes Duschen / Eisbad	direkt nach dem Training	Reduzierung von Muskelkater, Stärkung des Immunsystems
Sauna	nur an trainingsfreien Tagen	Reduzierung der Muskelspannung, Verbesserung der Beweglichkeit, Förderung der Regeneration

Ausdauertraining	nur an trainingsfreien Tagen	Förderung der Durchblutung, Förderung der Regeneration, Stärkung des Herz-Kreislaufsystems
Foam Rolling	vor oder nach dem Training und an trainingsfreien Tagen	Reduzierung der Muskelspannung, Verbesserung der Beweglichkeit, Förderung der Regeneration
Massage	nur an trainingsfreien Tagen	Reduzierung der Muskelspannung, Verbesserung der Beweglichkeit, Förderung der Regeneration

Tabelle 36: Regenerationsmaßnahmen

Zusammenfassung von Kapitel 9

Die Ernährung trägt einen wichtigen Teil zur Regeneration bei. Neben der Zufuhr von genügend Nährstoffen und Kalorien, sollte die Restitutionsphase direkt nach dem Training optimiert werden. Hierfür bietet sich ein Shake an. Die nächste Mahlzeit sollte bereits aus fester Nahrung bestehen, jedoch einen niedrigen Fettanteil haben. Fett verlängert die Verweildauer im Magen, die Nährstoffe sollen jedoch schnell in die Muskeln gelangen. Anschließend wird bis zum nächsten Training die normale Ernährung fortgesetzt. Zusätzlich sollten aktive Regenerationsmaßnahmen wie Massagen, Saunagänge oder leichtes Ausdauertraining ergriffen werden.

10. Vegane Ernährung

Warum schreibe ich in einem Buch zur Ernährungsplanung ein Kapitel über die vegane Ernährung? Die Antwort auf diese Frage ist sehr einfach: Eine vegane Ernährung hat extrem positive Auswirkungen in vielen Bereichen. Wenn du nur ein paar kleine Tricks beachtest, ist die vegane Ernährung genauso vollwertig, wie eine Ernährung mit tierischen Produkten. Dies bedeutet, man kann sich sowohl als Veganer, als auch als Nicht-Veganer gesund oder ungesund ernähren, Muskeln aufbauen oder seinen Körperfettanteil reduzieren. All diese Ziele können genauso vegan, wie auch als Fleischliebhaber, erreicht werden. Die eigentliche Frage lautet also: Wenn ich all meine Ziele genauso gut vegan erreichen kann und dabei noch positive Veränderungen für mich, die Tiere und die Umwelt entstehen, warum sollte ich dann noch auf tierische Produkte zurückgreifen?

Vorteile einer veganen Ernährung:

- Vermeidung von Tierleid
- gesündere Ernährung
- Schutz der Umwelt (Abholzung und CO_2)
- ermöglicht eigene Marktwirtschaft und Versorgung für Dritte-Welt-Länder

Das Vermeiden von Tierleid ist laut Umfragen der ausschlaggebende Punkt für die meisten Veganer. Jedoch lassen sich die Einflussfaktoren nicht trennen. Der Verzicht auf tierische Produkte aus der Massentierhaltung hat automatisch Auswirkungen auf Gesundheit, Wirtschaft und Umwelt.

Grundsätzlich sind tierische Produkte nicht ungesund für uns. Vorausgesetzt, das Tier frisst seine artgerechte Nahrung, hat genug Bewegung und ist frei von Krankheiten und Medikamenten. Laut Umfragen stammen jedoch 98 % der verzehrten, tierischen Produkte aus der Massentierhaltung. Und diese Produkte sind absolut gesundheitsschädigend. Sie verändern ihr Fettprofil negativ aufgrund der nicht artgerechten Fütterung. So beinhalten Eier aus Massentierhaltung z.b. vermehrt Omega-6- statt Omega-3-Fettsäuren. Aufgrund der Haltung und des Platzmangels schütten die Tiere vermehrt Stresshormone wie Cortisol aus. Zusätzlich werden den Tieren Steroide, wie Wachstumshormone, verabreicht. Da die Tiere sich aufgrund des Platzmangels ständig verletzen und bekämpfen müssen, gelangen Eiter und entzündungsfördernde Stoffe in die Nahrung. Damit die Tiere dies überhaupt überleben, werden ihnen Antibiotika verabreicht, was wiederum für resistente Keime in der Gesellschaft sorgt.

Da bis zu 16 kg Getreide für ein Kilo Fleisch verfüttert werden, müssen immer größere Ackerflächen angelegt werden. Aufgrund des Platzmangels wird hierfür Regenwald abgeholzt. Zusätzlich wird Getreide günstig aus Dritte-Welt-Ländern importiert, was den lokalen Markt zerstört. Das Wachstum der Massentierhaltung bedeutet zusätzlich einen höheren CO_2-Ausstoß. Um noch mehr Profit zu machen, werden spezielle Tierarten gezüchtet, welche nur noch auf "Produktion" ausgelegt und kaum noch lebensfähig sind.

Veganer Muskelaufbau

Wer Muskulatur aufbauen möchte, hat bei einer veganen Ernährung oft zwei Fragen im Kopf:

- Wie komme ich vegan auf meine nötigen Kalorien?
- Ist tierisches Protein hochwertiger als pflanzliches?

Komme ich vegan auf meine nötigen Kalorien?

Natürlich musst du weiterhin genügend Kalorien aufnehmen. Dies ist jedoch auch mit einer veganen Ernährung kein Problem. Magere Fleisch-, Fisch- und Milchprodukte enthalten nicht viele Kalorien. Das, was einem Fleischesser viele Kalorien liefert, sind fetthaltige tierische Lebensmittel wie Käse, fettes Fleisch und fetter Fisch sowie Milchprodukte in Vollfettstufe. Kohlenhydrate haben diese Lebensmittel alle fast keine. Es wird also deutlich, dass Fleischesser den hohen Fettanteil nutzen können, um ihre Kalorien anzuheben. Dies ist jedoch vegan auch möglich. Die besten veganen Fettquellen werden weiter unten im Text genannt.

Ist tierisches Protein hochwertiger als pflanzliches?

Ausschlaggebend für die Wertigkeit von Proteinen ist die Aminosäurenbilanz, welche im Grundlagenkapitel genau beschrieben wird. Sie beschreibt, welche Proteinbausteine in einem Protein verbaut sind. Hierbei gibt es Aminosäuren, welche der menschliche Körper aus anderen Aminosäuren selbst produzieren kann, und solche, die er über die Ernährung aufnehmen muss. Aminosäuren, welche mit der Nahrung zugeführt werden müssen, sind darum besonders wichtig und bestimmen maßgeblich, wie hochwertig ein Protein für den menschlichen Körper ist. Tierische Proteinquellen wie Fisch, Fleisch, Milchprodukte und Eier enthalten eine Vielzahl dieser Aminosäuren. Auch pflanzliche Lebensmittel enthalten ein komplettes Aminosäurenprofil (McDougall 2002). Jedoch kommen hierbei häufig bestimmte, essenzielle Aminosäuren nur in sehr geringer Menge vor. Es gibt jedoch auch pflanzliche Lebensmittel, welche große Mengen aller essenziellen Aminosäuren enthalten. Diese sind:

- Quinoa
- Buchweizen
- Hanf- & Chiasamen
- Spirulina
- Sojaprodukte

Diese Proteinquellen solltest du als Veganer in deine Ernährung einbauen. So hast du definitiv immer alle nötigen Aminosäuren, um weiter Muskeln aufzubauen. Es ist jedoch nicht notwendig, sich nur auf Lebensmittel zu konzentrieren, welche alle essenziellen Aminosäuren beinhalten, da dein Körper in der Lage ist, die Aminosäuren aus verschiedenen Lebensmitteln zu kombinieren. So kann aus zwei minderwertigeren Proteinquellen eine sehr hochwertige Proteinquelle werden. Zusätzlich besitzt dein Körper einen Aminosäurenpool. Er hat also immer Restbestände der Aminosäuren vorrätig, um fehlende Aminosäuren zu ergänzen. Dadurch ist z.B. eine vegane Ernährung, welche reich an Hülsenfrüchten ist, genauso effizient in der Proteinversorgung, wie eine Mischkost (Hossain et al. 2009). Eine Studie untersuchte auch, ob man seinen Proteinbedarf ebenso effizient mit Soja-Protein decken kann und kam zu dem Ergebnis, dass isoliertes Soja-Protein genauso hochwertig ist wie Fleisch und Milch (Wayler et al. 1983). Zusätzlich wurden verschiedene Proteinpulver untersucht, um festzustellen, ob man mit pflanzlichen Eiweißpulvern die gleichen Ergebnisse erzielen kann, wie mit Whey-Protein. Das Ergebnis war, dass Reis-Protein in einem Shake nach dem Training, die gleichen Effekte auf Regeneration, Muskelmasse, Fettanteil und Leistung hat, wie Whey-Protein (Jordan et al. 2013). Auch Erbsen-Protein hat den gleichen Effekt auf den Muskelaufbau wie Whey-Protein (Babault et al. 2015). Eine Studie ermittelte jedoch auch einen erhöhten Muskelzuwachs durch Whey-Protein verglichen mit Soja-Protein (Volek et al. 2013). Dies lag wohl an der höheren Konzentration der Aminosäure Leucin. Sportler, welche einen geringeren Muskelaufbau durch den Verzicht von Whey-Protein befürchten, sollten also ihr veganes Eiweißpulver mit Leucin anreichern.

Die Auswirkung von Soja auf den Östrogenspiegel

Es hält sich die Meinung, dass Soja ungesund ist und den Östrogenspiegel anhebt. Dies ist jedoch unbegründet. Soja ist eine Hülsenfrucht, ebenso wie Bohnen, Erbsen oder Linsen. Durch den hohen Eiweißanteil und die Nutzbarkeit für vegane Fleischimitationen, hat Soja große Beliebtheit in der veganen Szene gefunden. Neben Eiweiß, Kohlenhydraten und Ballaststoffen enthält Soja zahlreiche Vitamine und Mineralstoffe. Zusätzlich produziert die Sojapflanze jedoch auch Stoffe, welche sie vor Fressfeinden schützen soll und in großen Mengen eine negative Auswirkung auf den menschlichen Körper haben kann. Dies ist jedoch nicht ungewöhnlich und wird von zahlreichen Pflanzen eingesetzt, dazu zählen auch z.B. Kartoffeln, Chilischoten und Spinat. In kleinen Mengen sind diese Stoffe absolut unbedenklich. Bei Soja werden hauptsächlich Phytoöstrogene kritisiert. Dies sind sekundäre Pflanzenstoffe, welche die Pflanze vor Krankheitsbefall schützen sollen. Auch diese Stoffe sind in natürlicher Zufuhrmenge absolut unbedenklich. Im Gegenteil zeigen Untersuchungen sogar positive Auswirkungen von Soja auf Brustkrebserkrankungen (Nechuta et al. 2012 & Zhang et al. 2012). Wie bei vielen Stoffen kann die Zufuhr hoher Dosen isolierter Phytoöstrogene, wie Isoflavone, jedoch negative Auswirkung auf die Gesundheit haben. Werden also spezielle Stoffe aus der Sojabohne isoliert und in hohen Dosierungen verabreicht, kann das einen Einfluss auf den Hormonhaushalt haben. Diese Herangehensweise entspricht jedoch nicht einer natürlichen Ernährung. Eine Studie hat die Östrogenspiegel von Vegetariern und Omnivoren (Allesfressern) verglichen und sogar niedrigere Östrogenspiegel bei den Vegetariern gefunden (Goldin et al. 1982). Eine Meta-Analyse zeigte auch bei der Zufuhr von Soja-Protein keinen Einfluss auf die Fortpflanzungshormone (Hamilton-Reeves et al. 2010). Auch in Kombination mit Krafttraining zeigt Soja-Protein keine negative Wirkung auf die Körperzusammensetzung oder die Sexualhormone (Douglas et al. 2007). Soja und Sojaprodukte können somit unbedenklich in die Ernährung integriert werden.

Vegan abnehmen

Eine vegane Ernährung stellt eine gute Variante dar, um abzunehmen. Da in einer veganen Ernährung meist sehr viele naturbelassene und gesunde Produkte verwendet werden, reduziert man oft automatisch seine Gesamtkalorien. Zusätzlich versorgt man seinen Körper mit vielen wichtigen Vitaminen und Mineralstoffen (Farmer et al. 2011). Da Eiweiß beim Abnehmen eine wichtige Rolle spielt und große Eiweißlieferanten wie Fleisch, Fisch, Eier und Milchprodukte nicht in der Ernährung enthalten sind, sollte man hier besonders darauf achten, vegane Lebensmittel mit viel Eiweiß fest in die Ernährung zu integrieren. Tofu, Hülsenfrüchte, Nüsse und Haferflocken sind hier z.B. gute Quellen.

Du kannst also mit einer veganen Ernährung genauso effektiv abnehmen wie mit tierischen Produkten. Lediglich extreme Low-Carb-Varianten sind nicht möglich. Eine vegane Low-Carb-Ernährung beinhaltet starke Einschränkungen in der Lebensmittelauswahl und macht eine ausgewogene und gesunde Ernährung kaum möglich. Eine Low-Carb-Ernährung ist jedoch nicht notwendig, um dein Körperfett zu reduzieren. Wenn du deine Gesamtkalorien reduzierst, wirst du auch mit einer High-Carb-, Low-Fat-Ernährung abnehmen (Barnard, et al. 2005). Hierbei nehmen viele Menschen effektiver ab als mit anderen Kostformen, selbst wenn sie nicht ihre Portionsgrößen oder Kalorien gezielt im Auge behalten (Turner-McGrievy et al. 2015). Natürlich nur unter der Voraussetzung, dass die vegane Ernährung naturbelassen ist und nicht aus veganem Junkfood besteht.

Gesunde Ernährung

Neben kohlenhydratreduzierten Kostformen werden immer häufiger auch vegane Ernährungsformen genutzt, um Zivilisationskrankheiten zu bekämpfen. Das mag auf den ersten Eindruck nach einem Widerspruch klingen. Die aktuelle Studienlage zeigt jedoch deutlich, dass beide Wege erfolgreich funktionieren. Das kann zum einen daran liegen, dass schlichtweg verschiedene Methoden zum Ziel führen, zum anderen daran, dass je nach Krankheit, eine andere Methode optimaler funktioniert. Bei einigen Krankheiten wird eventuell auch über eine andere Herangehensweise ein ähnliches Ergebnis erzielt. Bei einer Insulinresistenz oder Diabetes Typ 2 ist es z.B. notwendig, die permanent hohen Insulinspiegel zu senken. Eine Low-Carb-Ernährung schafft dies durch die Reduzierung von Kohlenhydraten. Eine vegane Ernährung schafft dies eventuell durch die Reduktion von gesättigten Fetten. Gesättigte und gehärtete Fette blockieren die Insulinrezeptoren (Modrzejewski, 2009). Bei der Kombination aus Kohlenhydraten und gesättigten Fetten, wird also mehr Insulin benötigt, um die Kohlenhydrate in die Zellen zu befördern. Da vegane Ernährungsformen häufig wesentlich weniger gesättigte Fette aufweisen, wird somit auch die Insulinlast reduziert.

Viele Übergewichtige nehmen durch eine sehr naturbelassene, vegane Ernährung ab. Auch diese Fettreduktion kann einen positiven Einfluss auf bestehende Zivilisationskrankheiten haben.

Hinzu kommt, dass Menschen mit Zivilisationskrankheiten häufig eine so schlechte Ernährung aufweisen, dass jegliche Optimierung eine massive Verbesserung des Gesundheitszustandes bedeuten kann. Allgemeine Maßnahmen, wie auf eine möglichst naturbelassene Ernährung zurückzugreifen, Transfettsäuren zu meiden, raffinierten Zucker aus der Ernährung zu streichen und reichlich Wasser zu trinken, werden also immer, unabhängig von der speziellen Ernährungsform, gesundheitlich positive Auswirkungen haben.

Die Academy of Nutrition and Dietetics (ehemals American Dietetic Association) ist die weltweit größte Organisation von professionellen

Nahrungs- und Ernährungsexperten und betont ebenfalls die Effektivität veganer Ernährung zur Bekämpfung von Zivilisationskrankheiten. Darüber hinaus sehen sie eine gut geplante vegetarische oder vegane Ernährung als bedarfsdeckend in allen Phasen des Lebenszyklus, dazu zählen: Schwangerschaft, Stillzeit, Kindheit, Jugend, Erwachsene, Senioren und Athleten (Craig et al. 2009).

Die besten veganen Makronährstoffquellen

Vegane Proteinquellen

Während in herkömmlichen Mischkostformen häufig Lebensmittel, welche fast ausschließlich aus Eiweiß bestehen, den größten Teil des Proteinbedarfes abdecken, setzt man in einer veganen Ernährung auf den Grundsatz „in fast jedem Lebensmittel ist Eiweiß". So wird der Eiweißbedarf aus vielen verschiedenen Quellen mit moderatem Eiweißanteil gedeckt.

Folgende Lebensmittel dienen dir als Eiweißquelle:

- Hülsenfrüchte
- Vollkorngetreide
- Nüsse und Samen
- pflanzliches Proteinpulver

Vegane Kohlenhydratquellen

Hier hast du keinerlei Einschränkungen. Auch in einer veganen Ernährung kannst du problemlos alle kohlenhydratreichen Lebensmittel einbeziehen.

Die besten Quellen sind:

- Vollkorngetreide
- Kartoffeln
- Hülsenfrüchte
- Obst

Vegane Fettquellen

Auch wenn deine vegane Ernährung kein tierisches Fett wie Butter, fettes Fleisch und Käse enthält, so bleiben dir dennoch eine Vielzahl an Fettquellen:

- Pflanzenöle
- Avocado
- Oliven
- Nüsse
- Samen

Da fetter Seefisch jedoch den höchsten Gehalt der gesunden Omega-3-Fette aufweist, solltest du hier nach einer Alternative suchen. Die idealen, veganen Omega-3-Quellen sind:

- Leinöl/Leinsamen
- Chiasamen
- Rapsöl

Das beste Verhältnis von Omega-3 zu seinem Gegenspieler Omega-6 weist Leinöl auf. Da dieses nur eine pflanzliche Vorstufe der tierischen Omega-3-Fette enthält, wird es in deinem Körper umgebaut. Dieser Umbau ist jedoch sehr ineffizient. Deshalb solltest du bei einer veganen Ernährung genauer darauf achten, genügend Omega-3-reiche Öle zu konsumieren. Hierfür könntest du täglich 10-20 g Leinöl in deine Ernährung einbauen. Ansonsten gibt es auch die Option, Algenöl-Kapseln zu nutzen, welche direkt EPA und DHA enthalten und die gleiche Bioverfügbarkeit aufweisen wie Lachs (Arterburn et al. 2008).

Mangelerscheinungen durch vegane Ernährung

Häufig hört man von Mangelerscheinungen bei Veganern. Dies ist nicht ganz unbegründet. Es muss zwar betont werden, dass auch bei einer veganen Ernährung keine Mangelerscheinungen auftreten müssen, dennoch gibt es einige Nährstoffe, welche man etwas genauer im Auge behalten sollte. Die folgenden Mikronährstoffe sollten in deiner Ernährung besonders beachtet werden.

Eisen

Eisen ist einer der Mikronährstoffe, den Veganer genauer im Auge behalten sollten. Besonders Frauen leiden bei unkontrollierter Ernährung häufig an einem Eisenmangel. Dieser kann jedoch mit ein paar einfachen Tricks in der Ernährung behoben werden. Zuerst solltest du dir die veganen Lebensmittel mit hohem Eisengehalt anschauen und überlegen, welche davon du fest in deine Ernährung einbaust.

Eisenreiche Lebensmittel:

- Vollkorngetreide
- Hülsenfrüchte
- Kürbiskerne
- Datteln
- grünes Blattgemüse
- Nüsse

Wenn du diese Lebensmittel fest in deine Ernährung integrierst, hast du auch als Veganer kein erhöhtes Risiko einen Eisenmangel zu erhalten (Saunders et al. 2013). Pflanzliches Eisen wird jedoch etwas schlechter vom Körper resorbiert als tierisches. Wenn du einen erhöhten Eisenbedarf hast, könnte dies ein Problem sein. Um die Eisenaufnahme zu verbessern, solltest du dann die eisenhaltigen Lebensmittel mit Vitamin C kombinieren. Ideal sind hier Obst oder Gemüse, da auch weitere Fruchtsäuren die Eisenaufnahme steigern (Ballot et al. 1987). Natürlich kannst du auch dein Getränk mit Vitamin C-Pulver anreichern. Durch eine Gabe von allein 50 mg Vitamin C kann dein Körper fast dreimal so viel Eisen aus einer Mahlzeit aufnehmen, wie ohne Vitamin C (Hallberg & Rossander 1984). Solltest du dich noch nicht zu 100 % vegan ernähren, solltest du weiterhin beachten, dass Milchprodukte die Eisenaufnahme reduzieren.

Calcium

Insbesondere Milchprodukte haben einen hohen Calciumgehalt, weshalb eine vegane Ernährung oft mit einem Calciummangel in Verbindung gebracht wird. Dies muss jedoch kritisch betrachtet werden. Zwar ist es richtig, dass Milchprodukte viel Calcium beinhalten, aufgrund der sauren Wirkung von Milch- und Fleischprodukten im Körper wird jedoch auch viel Calcium aus den Knochen gelöst, um die Säuren zu neutralisieren. Dieser Effekt kann reduziert werden, indem die Säuren durch Basen bildende Lebensmittel, wie Obst oder Gemüse, abgepuffert werden. In der Praxis zeigt sich jedoch, dass die meisten Ernährungspläne zu wenig Gemüse enthalten. Häufig sinkt somit die Knochendichte durch einen erhöhten Milchkonsum und die Gefahr eines Knochenbruches steigt (Michaëlsson et al. 2014). Zusätzlich gibt es viele pflanzliche Calciumquellen. Diese weisen zwar nicht einen ganz so hohen Calciumgehalt auf, wirken dafür aber basisch auf den Körper.

Calciumlieferanten:

- Mandeln
- Brokkoli
- Mineralwasser
- Feigen
- Tofu
- Spinat
- grünes Gemüse

Bei Veganern kann das Risiko, unter Knochenbrüchen zu leiden, erhöht sein. Dies ist jedoch nur dann der Fall, wenn Veganer zu wenig Calcium zuführen. Achtest du auf deine Calciumzufuhr, stellt dies keine Gefahr mehr dar. Bereits ab 500 mg Calcium am Tag, was ca.

50 % der empfohlenen Tagesdosis entspricht, haben Veganer kein erhöhtes Risiko mehr, an Knochenbrüchen zu leiden (Appleby et al. 2007). Wenn du die oben aufgeführten Lebensmittel in deine Ernährung einbaust, kannst du leicht genauso viel Calcium aufnehmen wie Mischköstler. Zusätzlich werden Sojaprodukte, wie Sojamilch, häufig mit Calcium angereichert. Dieses Calcium wird genauso effektiv aufgenommen wie das aus Kuhmilch (Tang et al. 2010). Veganer haben also keine geringere Knochendichte als Mischköstler (Ho-Pham et al. 2009).

Vitamin B12

Um einen Mangel an Vitamin B12 besser zu verstehen, muss kurz erläutert werden, welche B12-Quellen es gibt. Vitamin B12 wird von Mikroorganismen, hauptsächlich Bakterien, produziert. Diese befinden sich zu großen Teilen im Dickdarm von Menschen und Tieren. Das Problem ist, dass der Mensch zwar diese Bakterien besitzt, das Vitamin B12 jedoch nur vor dem Dickdarm resorbiert werden kann. Somit wird es ungenutzt ausgeschieden (Herbert 1988). Viele Pflanzenfresser können eine Symbiose mit ihren Darmbakterien herstellen und darüber das Vitamin B12 aufnehmen. Zusätzlich reichern sie die Pflanzen und Gräser durch ihren Kot mit B12 an. Fleischfresser decken ihren Vitamin B12-Bedarf durch Fleisch, insbesondere durch Innereien. Somit ist auch der Mensch darauf angewiesen, Fleisch oder andere tierische Produkte zu verzehren, um seinen Vitamin B12-Bedarf zu decken. Es gibt zwar Algen, welche auch Vitamin B12 enthalten, da dieses jedoch in einer anderen Form vorliegt, zeigt es nahezu keine biologische Wirksamkeit für den Menschen (Herbert 1988). Daraus ergibt sich, dass Veganer Vitamin B12 als Nahrungsergänzungsmittel zuführen müssen.

Weiterhin bedeutet dies jedoch auch für viele Fleischesser, dass sie ihre Ernährung mit einem Vitamin B12-Supplement ergänzen sollten, denn 98 % der verzehrten tierischen Produkte stammen aus Massentierhaltung. Da die Tiere hier weder grasen noch ihrer artgerechten

Ernährung nachgehen können, geht man davon aus, dass Tiere aus Massentierhaltung nur stark reduzierte Vitamin B12-Werte aufweisen. Insbesondere bei Geflügel und Schweinen ist die Aufnahme von B12 über den Darm unzureichend und somit eine externe Zufuhr über Nahrungsergänzungsmittel notwendig. Deshalb wird das Futtermittel der Tiere teilweise bereits mit Vitamin B12 angereichert.

Auf vegan umstellen

Da die meisten von uns nicht vegan aufgewachsen sind, haben wir uns jahrzehntelang an tierische Produkte gewöhnt. Diese Gewohnheit hat sich im Laufe der Zeit so fest verankert, dass eine Neugewöhnung einige Wochen bis Monate dauern kann. Darum möchte ich dir nun einige Tipps mitgeben, welche dir die Umgewöhnung erleichtern können. Sobald sich die neue Gewohnheit, pflanzlich zu essen, gefestigt hat, wirst du keine Schwierigkeiten mehr damit haben. Die Ernährung wird dir genauso normal und einfach vorkommen wie die vorherige Mischkost. Wie schon beschrieben, sind Gewohnheiten häufig der Schlüssel zum Erfolg, denn was wir gewohnt sind, macht uns keine Angst und fällt uns leicht. An das allabendliche Zähneputzen brauchst du wohl nicht mehr groß zu denken. Es ist automatisiert und in die Abendroutine integriert. Genauso verhält es sich mit dem klassischen Wocheneinkauf, dem Kochen deiner üblichen Rezepte und dem restlichen Ernährungsverhalten. Auch wenn wir am Wochenende mal ein neues Rezept ausprobieren, nutzen wir unter der Woche doch die Basis unserer Standard-Rezepte. Diese gehen schnell, sind praktisch und wir wissen wie sie funktionieren. Die Gewohnheit greift jedoch schon beim Einkaufen. Obwohl ein Supermarkt viele tausend verschiedene Produkte beinhaltet, verzehren wir immer wieder die gleichen ca. 50 Lebensmittel. Wenn ich deine gewohnte Lebensmittelauswahl nun aufgrund der veganen Ernährung von 50 auf 30 Produkte reduziere, wirst du Schwierigkeiten im Alltag bekommen. Plötzlich fehlt dein gewohnter Mittags-Snack, dir fehlen Zutaten für deine Rezepte und so wird dein Teller immer leerer. So entsteht auch schnell der Eindruck: „Was kann man denn als Veganer noch essen? Nur noch Salat?". Die einfachste Möglichkeit ist also, schon neue vegane Lebensmittel in die Gewohnheit aufzunehmen, während du noch nicht vegan bist. So kannst du ganz in Ruhe ausprobieren, welche Lebensmittel dir schmecken, welches die nötigen Nährstoffe enthält und wie du deine Rezepte abwandeln kannst. Wenn du anschließend die tierischen Lebensmittel streichst, hast du bereits genug Alternativen. So bleiben deine 50 gewohnten Lebensmittel bestehen, sie haben sich nur etwas verändert. Wenn es dir leichter fällt, kannst du nun auch Stück für Stück die tierischen Produkte streichen. Also zuerst kein Fleisch mehr, einige Wochen später auch die Eier weglassen, wieder einige Wochen später die Milchprodukte usw. Wenn du nun beginnst, dich verstärkt vorzubereiten, bist du auch für stressige Zeiten gewappnet. Informiere dich also, welche Möglichkeiten du auf Familienfeiern, Veranstaltungen oder auf der Arbeit hast und bereite dein Essen gegebenenfalls vor. Mit der Zeit wirst du die passenden Alternativen für dich finden.

Zusammenfassung von Kapitel 10

Eine vegane Ernährung schränkt keine Zielsetzung ein, du kannst also auch vegan Muskulatur aufbauen, abnehmen oder dich einfach gesund ernähren. Die vegane Ernährung bietet jedoch enorme Vorteile für Ethik, Gesundheit und Umwelt. Genau wie bei jeder anderen Ernährung solltest du darauf achten, keinen Nährstoffmangel zu erzeugen. Dieser kann jedoch mit einfachen Mitteln umgangen werden. Wenn du deine Ernährung auf vegan umstellen möchtest, ist es wichtig, neue Lebensmittel in deine Ernährung aufzunehmen, und nicht nur die tierischen Produkte zu streichen.

Die praktische Schritt für Schritt Anleitung

Schritt 1

Eigne dir grundlegende Kenntnisse über die Nährstoffe und Lebensmittel an.

Schritt 2

Optimiere deine Kalorienzufuhr.

Für den Muskelaufbau:

Erhöhe deine Kalorienzufuhr um 300 kcal. Erhöhe deine Kalorienzufuhr nun jede Woche um weitere 100 kcal, bis du 0,5-1 kg Körpergewicht pro Monat zunimmst.

Für die Fettreduktion:

Senke deine Kalorienzufuhr um 300-500 kcal. Sobald du nicht mehr 0,5-1 kg Körpergewicht pro Woche verlierst, solltest du deine Kalorien um weitere 100 kcal pro Woche senken, bis du erneut 0,5-1 kg Gewicht pro Woche verlierst.

Schritt 3

Optimiere deine Makronährstoffverteilung.

Für den Muskelaufbau:

Eiweiß:

1,6-2 g pro kg Körpergewicht am Tag

Kohlenhydrate:

5-7 g pro kg Körpergewicht am Tag

Fett:

1 g Fett pro kg Körpergewicht am Tag

Für die Fettreduktion:

In der Diät wird von 2 g Eiweiß pro kg Körpergewicht ausgegangen und das Fett auf ca. 0,7 g pro kg Körpergewicht gesenkt. Die verbleibenden Kalorien werden durch Kohlenhydrate zugeführt. Wer keinen Sport macht, kann auch eine Low-Carb-Strategie verfolgen, bei welcher er sich fett- und proteinbetont ernährt. Das Einhalten der Kalorien bleibt dennoch die wichtigste Stellschraube.

Schritt 4

Iss täglich mindestens fünf Portionen Obst oder Gemüse. Eine Portion entspricht hierbei einer Handvoll. Dies deckt die wichtigsten Vitamine und Mineralstoffe ab. Zusätzlich liefert Obst und Gemüse reichlich Ballaststoffe und sekundäre Pflanzenstoffe.

Schritt 5

Ernähre dich naturbelassen. Je mehr Verarbeitungsprozesse ein Lebensmittel durchläuft, desto ungesünder wird es in der Regel. Achte also darauf, dass die Lebensmittel möglichst wenig Zutaten auf der Verpackungsrückseite haben. Eine naturbelassene Ernährung unterstützt die Mikronährstoffaufnahme und reduziert die Schadstoffaufnahme.

Nutze im Sommer, von Mitte April bis Mitte September, regelmäßige Sonnenbäder, um deine Vitamin D-Speicher aufzufüllen. Bei einem bestehenden Vitamin D-Mangel solltest du deine Speicher durch eine hohe Vitamin D-Gabe füllen.

Achte zusätzlich darauf, genügend essenzielle Omega-3-Fettsäuren zuzuführen. Iss hierfür täglich 50 g fetten Fisch oder 20 g Leinöl.

Schritt 6

Trinke täglich genügend Wasser. Ermittle hierfür deinen Flüssigkeitsbedarf:

35 ml x dein Körpergewicht in Kilogramm

Für jede Stunde Sport solltest du einen weiteren Liter trinken.

Schritt 7

Iss täglich 3-5 Mahlzeiten. Wenn du deinen Körperfettanteil senken möchtest, kannst du auch nur 1-3 Mahlzeiten essen. Achte jedoch darauf, genügend Eiweiß zuzuführen. Die Anzahl der Mahlzeiten solltest du so bestimmen, dass du sie gut in deinen Alltag integrieren kannst.

Schritt 8

Optimiere deine Ernährung ums Training. Die letzte Mahlzeit vor dem Training sollte 2-3 Stunden zurückliegen.

Zufuhr vor dem Training (optional):

- 100-150 mg Koffein
- 3-5 g L-Arginin
- 3-5 g Beta-Alanin

Zufuhr im Training:

- ca. 1 l Wasser pro Stunde Sport
- ca. 10-20 g BCAAs (nur in der Diät)

Zufuhr nach dem Training:

- Traubenzucker (1 g pro Kilo Körpergewicht für den Aufbau, 0,5 g pro Kilo Körpergewicht in der Diät, wenn du Kraftsportler bist. Machst du keinen intensiven Kraftsport oder bist übergewichtig, brauchst du in der Diät keinen Traubenzucker.)
- Eiweißpulver (0,5 g pro Kilo Körpergewicht)
- 3-5 g Kreatin
- 10-20 g Glutamin (optional)
- 0,5-1 g Vitamin C (optional)

Schritt 9

Optimiere deine Regeneration. Hierbei spielt die Ernährung eine große Rolle. Insbesondere die Zufuhr nach dem Training. Zusätzlich solltest du regelmäßig weitere Maßnahmen, wie Massagen, Sauna, Dehnen etc., einsetzen, um schneller zu regenerieren.

Schritt 10

Hinterfrage deine aktuelle Ernährung. Eine vegane Ernährung hat positiven Einfluss auf die Verhinderung von Tierleid, den Schutz der Regenwälder, die Verpestung der Umwelt sowie den Welthunger und, da 98 % der tierischen Produkte aus der Massentierhaltung kommen, auch auf deine Gesundheit. Die vegane Ernährung schränkt dich jedoch weder in der Fettreduktion noch beim Muskelaufbau ein und stellt somit die logische Alternative beim Wahl der Ernährungsform dar.

Beispiel Ernährungspläne:

Die folgenden Ernährungspläne dienen nur als Orientierung. Sie sind für einen fiktiven 80 kg schweren Kraftsportler konzipiert. Dein Bedarf an Kalorien, Makronährstoffen und Mikronährstoffen kann grundlegend anders ausfallen. Außerdem kann die Wahl deiner Lebensmittel und Mahlzeiten variieren. Dies solltest du an deine Vorlieben und deinen Alltag anpassen.

Muskelaufbau:

Mahlzeit	Lebensmittel / Menge	Kcal	Protein	KH	Fett
Frühstück	150 g Haferflocken 250 ml Milch (1,5 % Fett) 125 g Banane 125 g Apfel 20 g Leinsamen, geschrotet	929 kcal	33 g	146 g	21 g
Mittag	150 g Reis (roh) 150 g Huhn 400 g Brokkoli 20 g Leinöl	981 kcal	64 g	128 g	23 g
Nach dem Training	80 g Traubenzucker 40 g Eiweißpulver	463 kcal	31 g	83 g	0 g
Abendessen	100 g Vollkornbrot 60 g Gouda 75 g Lachs 200 g Salat 15 g Olivenöl	714 kcal	38 g	41 g	43 g
Gesamt:		3087 kcal	166 g	398 g	87 g

Tabelle 37: Ernährungsplan Muskelaufbau

Fettreduktion:

Mahlzeit	Lebensmittel / Menge	Kcal	Protein	KH	Fett
Frühstück	240 g Volleier 200 g Tomaten 50 g Zwiebeln 150 g Vollkornbrot	668 kcal	41 g	68 g	24 g
Mittag	500 g Kartoffeln 100 g Lachs 400 g Spinat	691 kcal	41 g	97 g	12 g
Nach dem Training	40 g Traubenzucker 40 g Eiweißpulver	301 kcal	31 g	43 g	0 g
Snack	50 g Studentenfutter 125 g Banane	365 kcal	9 g	40 g	17 g
Abendessen	60 g Haferflocken 250 g Magerquark 125 g Beeren 10 g Eiweißpulver	470 kcal	51 g	52 g	6 g
Gesamt:		**2495 kcal**	**173 g**	**300 g**	**59 g**

Tabelle 38: Ernährungsplan Fettreduktion

Muskelaufbau vegan:

Mahlzeit	Lebensmittel / Menge	Kcal	Protein	KH	Fett
Frühstück	150 g Haferflocken 250 ml Sojamilch 125 g Banane 125 g Apfel 20 g Leinsamen (geschrotet)	909 kcal	33 g	143 g	21 g
Mittag	100 g Reis (roh) 60 g Linsen (roh) 200 g Tofu 300 g Brokkoli 10 g Leinöl	956 kcal	63 g	122 g	24 g
Nach dem Training	80 g Traubenzucker 40 g Eiweißpulver	463 kcal	31 g	83 g	0 g
Abendessen	100 g Vollkornbrot 125 g Avocado 100 g Karotte 50 g Nüsse	682 kcal	25 g	54 g	41 g
Gesamt:		**3010 kcal**	**152 g**	**402 g**	**86 g**

Tabelle 39: Ernährungsplan Muskelaufbau vegan

Fettreduktion vegan:

Mahlzeit	Lebensmittel / Menge	Kcal	Protein	KH	Fett
Frühstück	100 g Haferflocken 250 ml Sojamilch 125 g Apfel 20 g Leinsamen (geschrotet) 30 g Eiweißpulver	723 kcal	38 g	91 g	18 g
Mittag	150 g Linsen (roh) 400 g Spinat 10 g Leinöl	628 kcal	46 g	76 g	13 g
Nach dem Training	40 g Traubenzucker 40 g Eiweißpulver	301 kcal	31 g	43 g	0 g
Snack	50 g Studentenfutter 125 g Banane	365 kcal	9 g	40 g	17 g
Abendessen	300 g Salat 250 g Kidney Bohnen (abgetropft) 10 g Leinöl 20 g Reiswaffeln	465 kcal	28 g	59 g	12 g
Gesamt:		**2482 kcal**	**162 g**	**309 g**	**60 g**

Tabelle 40: Ernährungsplan Fettreduktion vegan

Quellen

Acheson, KJ., Schutz, Y., Bessard, T., Ravussin, E., Jéquier, E. & Flatt, JP. (1984). Nutritional influences on lipogenesis and thermogenesis after a carbohydrate meal. Am J Physiol. 246(1 Pt 1):E62-70.

Ajala, O., English, P. & Pinkney, J. (2013). Systematic review and meta-analysis of different dietary approaches to the management of type 2 diabetes. Am J Clin Nutr. 97:319-62.

Antonio, J., Peacock, CA., Ellerbroek, A., Fromhoff, B. & Silver, T. (2014). The effects of consuming a high protein diet (4.4 g/kg/d) on body composition in resistance-trained individuals. J Int Soc Sports Nutr., 12;11:19.

Appleby, P., Roddam, A., Allen, N. & Key, T. (2007). Comparative fracture risk in vegetarians and nonvegetarians in EPIC-Oxford. Eur J Clin Nutr. 61(12):1400-6.

Arterburn, LM., Oken, HA., Bailey Hall, E., Hamersley, J., Kuratko, CN. & Hoffman, JP. (2008). Algal-oil capsules and cooked salmon: nutritionally equivalent sources of docosahexaenoic acid. J Am Diet Assoc. 108(7):1204-9.

Babault, N., Paizis, C., Deley, G., Guérin-Deremaux, L., Saniez, MH., Lefranc-Millot, C. & Allaert, FA. (2015). Pea proteins oral supplementation promotes muscle thickness gains during resistance training: a double-blind, randomized, Placebo-controlled clinical trial vs. Whey protein. K Int Soc Sports Nutr. 12(1):3.

Ballot, D., Baynes, RD., Bothwell, TH., Gillooly, M., MacFarlane, BJ., MacPhail, AP., Lyons, G., Derman, DP., Bezwoda, WR., Torrance, JD., et al. (1987). The effects of fruit juices and fruits on the absorption of iron from a rice meal. Br J Nutr. 57(3):331-343.

Barnard, ND., Scialli, AR., Turner-McGrievy, G., Lanou, AJ. & Glass, J. (2005). The effects of a low-fat, plant-based dietary intervention on body weight, metabolism, and insulin sensitivity. Am J Med. 118(9):991-7.

Bazzano, L. A., Hu, T., Reynolds, K., Yao, L., Bunol, C., Liu, Y., Chen, CS., Klag, M. J., Whelton, P. K. & He, J. (2014). Effects of Low-Carbohydrate and Low-Fat Diets: A Randomized Trial. Ann Intern Med. 161(5):309-318.

Bohé, J., Low, A., Wolfe, RR. & Rennie, MJ. (2003). Human muscle protein synthesis is modulated by extracellular, not intramuscular amino acid availability: a dose-response study. J Physiol. 552(1):315-24.

Bowen, J., Noakes, M. & Clifton, PM. (2004). A high dairy protein, high-calcium diet minimizes bone turnover in overweight adults during weight loss. J Nutr. 134(3):568-73.

Brändle, E., Sieberth, HG. & Hautmann, RE. (1996). Effect of chronic dietary protein intake on the renal function in healthy subjects. Eur J Clin Nutr. 50(11):734-40.

Calder, PC. & Kew, S. (2002). The immune system: a target for functional foods? Br J Nutr. 88(2):165-177.

Castell, LM. & Newsholme, EA. (1997). The effects of oral glutamine supplementation on athletes after prolonged, exhaustive exercise. Nutrition. 13(7-8):738-42.

Castell, LM., Poortmans, JR. & Newsholme, EA. (1996). Does glutamine have a role in reducing infections in athletes? Eur J Appl Physiol Occup Physiol. 73(5):488-90.

Constantini, NW., Dubnov-Raz, G., Chodick, G., Rozen, GS., Giladi, A. & Ish-Shalom, S. (2010). Physical activity and bone mineral density in adolescents with vitamin D deficiency. Medicine and Science in Sports and Exercise. 42(4):646-650.

Constantini, Naama, Arieli, Rakefet, Chodick, Gabriel, Dubnov-Raz, Gal, (2010). High Prevalence of Vitamin D Insufficiency in Athletes and Dancers. Clinical Journal of Sport Medicine. 20:5, S. 368-371.

Cooper, R., Nacleria, F., Allgrove, J. & Jimenez, A. (2012). Creatine supplementation with specific view to exercise/sports performance: an update. Journal of the International Society of Sports Nutrition, 20;9(1):33.

Costill, D.L., Daniels, J., Evans, W., Fink, W., Krahenbuhl, G. & Saltin, B. (1997). Skeletal muscle enzymes and fibre composition in male and female track athletes. Journal of applied Physiology, 46, S. 96-99.

Coudray, C., Rambeau, M., Feillet-Coudray, C., Gueux, E., Tressol, JC., Mazur A. & Rayssiguier Y. (2005). Study of magnesium bioavailability from ten organic and inorganic Mg salts in Mg-depleted rats using a stable isotope approach. Magnes Res., 18(4):215-23.

Craig, WJ., Mangels, AR. & American Dietetic Association (2009). Position of the American Dietetic Association: vegetarian diets. J Am Diet Assoc. 109(7):1266-82.

Deierdre, K. T., Chen, M., Manson, E., Ludwig, D. S., Willett, W. & Hu, F. B. (2015). Effect of low-fat diet interventions versus other diet interventions on long-term weight change in adults: a systematic review and meta-analysis. The Lancet Diabetes & Endocrinology. 3(12):968-979.

Deutsche Forschungsanstalt für Lebensmittelchemie. (2009). Jahresbericht 2009.

Deutz, NE. & Wolfe, RR. (2013). Is there a maximal anabolic response to protein intake with a meal? Clin Nutr. 2013 Apr;32(2):309-13.

DGE. (2016). Alkohol (https://www.dge.de/presse/pm/-praevention-durch-moderaten-alkoholkonsum/)

DGE. (2016). Kohlenhydrate-Ballaststoffe (https://www.dge.de/-wissenschaft/referenzwerte/kohlenhydrate-ballaststoffe/)

DGE. (2016). Protein. (www.dge.de/wissenschaft/referenzwerte/-protein/)

DGE. (2016). Referenzwerte. (www.dge.de/wissenschaft/referenzwerte/)

Dohi, K., Mastro, AM., Miles, MP., Bush, JA., Groves, DS., Leach, SK., Volek, JS., Nindl, BC., Marx, JO., Gotshalk, LA., Putukian, M. & Sebastianelli, WJ. (2001). Lymphocyte proliferation in response to acute heavy resistance exercise in women: influence of muscle strength and total work. Eur J Appl Physiol. 85:367-373.

Doucet, E., St-Pierre, S., Alméras, N., Després, JP., Bouchard, C. & Tremblay, A. (2001). Evidence for the existence of adaptive thermogenesis during weight loss. Br J Nutr. 85(6):715-23.

Douglas, RM., Hemila, H., Chalker, E. & Treacy, B. (2007). Vitamin C for preventing and treating the common cold. Cochrane Database Syst Rev:CD000980.

El-Kadiki, A. & Sutton, AJ. (2005). Role of multivitamins and mineral supplements in preventing infections in elderly people: systematic review and meta-analysis of randomised controlled trials. Bmj. 330:871.

Ellrott, T., (2009). Low-Fat- oder Low-Carb-Diäten zur Gewichtsreduktion und Gewichtsstabilisierung. Adipositas - Ursachen, Folgeerkrankungen, Therapie. (Vol. 3): Heft 4. S. 179-183.

Farmer, B., Larson, BT., Fulgoni, VL., Rainville, AJ. & Liepa, GU. (2011). A vegetarian dietary pattern as a nutrient-dense approach to weight management: an analysis of the national health and nutrition examination survey 1999-2004. J Am Diet Assoc. 111(6):819-27.

Farup, J., Rahbek, SK., Knudsen, IS., de Paoli, F., Mackey, AL. & Vissing, K. (2014). Whey protein supplementation accelerates satellite cell proliferation during recovery from eccentric exercise. Amino Acids. 46(11):2503-16.

Fern, EB., Bielinski, RN. & Schutz, Y. (1991). Effects of Exaggerated amino acid and protein supply in man. Experientia. 47(2):168-72.

Foster, G. D., Wyatt, H. R., Hill, J. O., McGuckin, B. G., Brill, C., Mohammed, S., Szapary, P. O., Rader, D. J., Edman, J. S. & Klein, S. (2003). A Randomized Trial of a Low-Carbohydrate Diet for Obesity. N Engl J Med. 348:2082-2090.

Foster-Powell, K., Holt, SH. & Brand-Miller, JC. (2002). International table of glycemic index and glycemic load values. Am J Clin Nutr, 76(1), 5-56.

Gabriel, H. (2004). Sport, Ernährung und Immunsystem. Kongressband. 12. Ernährungsfachtagung am 26.10.2004 in Jena.

Gabriel, H. (2006). Auswirkungen von Sport auf das Immunsystem. Notfall & Hausarztmedizin. 32:411-414.

Gerster, H. (1998). Can adults adequately convert alpha-linolenic acid (18:3n-3) to eicosapentaenoic acid (20:5n-3) and docosahexaenoic acid (22:6n-3)? Int J Vitam Nutr Res. 68(3):159-73.

Gleeson, M., Nieman, DC. & Pedersen, BK. (2004). Exercise, nutrition and immune function. J Sports Sci. 22:115-125.

Gleeson, M. (2007). Immune function in sport and exercise. J Appl Physiol. 103:693-699.

Gosh, S., Molcan, E., DeCoffe, D., Dai, C. & Gibson, DL. (2013). Diets rich in n-6 PUFA induce intestinal microbial dysbiosis in aged mice. Br. J. nutr. 110(3):515-523.

Goh, Q., Boop, CA., Luden, ND., Smith, AG., Womack, CJ. & Saunders, MJ. (2012). Recovery from cycling exercise: effects of carbohydrate and protein beverages. Nutrients. 4(7):568-84.

Goldin, BR., Adlercreutz, H., Gorbach, SL., Warram, JH., Dwyer, JT., Swenson, L. & Woods MN. (1982). Estrogen excretion patterns and plasma levels in vegetarian and omnivorous women. N Engl J Med. 16;307(25):1542-7.

Gollnick, P., Armstrong, R., Saubert, C., Piehl, K. & Saltin, B. (1972). Enzyme activity and fibre composition in skeletal muscle of untrained and trained men. Journal of Applied Physiology, 33, S. 312-319.

Gonzalez, AM., Hoffman, JR., Jajtner, AR., Townsend, JR., Boone, CH., Beyer, KS., Baker, KM., Wells, AJ., Church, DD., Mangine, GT., Oliveira, LP., Moon, JR., Fukuda, DH. & Stout, JR. (2015). Protein supplementation does not alter intramuscular anabolic signaling or endocrine response after resistance exercise in trained men. Nutr Res. 2015 Nov;35(11):990-1000.

Gröber, U. (2002). Orthomolekulare Medizin: Ein Leitfaden für Apotheker und Ärzte 2. Auflage. Suttgart: Wissenschaftliche Verlagsgesellschaft mbH.

Hall, K. D., Bemis, T., Brychta, R., Chen, K. Y., Courville, A., Crayner, E. J., Goodwin, S., Guo, J., Howard, L., Knuth, N. D., Miller, B. V., Prado, C. M., Siervo, M., Skarulis, M. C., Walter, M., Walter, P. J. & Yannai, L. (2015). Calorie for Calorie, Dietary Fat Restriction Results in More Body Fat Loss than Carbohydrate Restriction in People with Obesity. Cell Metabolism. 22(3):427-436.

Hallberg, L. & Rossander, L. (1984). Improvement of iron nutrition in developing countries: comparison of adding meat, soy protein, ascorbic acid, citric acid, and ferrous sulphate on iron absorption from a simple Latin American-type of meal. Am J Clin Nutr. 39(4) S. 577-583.

Hamilton, B., Grantham, J., Racinais, S. & Chalabi, H. (2010). Vitamin D deficiency is endemic in Middle Eastern sportsmen. Public Health Nutrition. 13:10, S. 1528-1534.

Hamilton-Reeves, JM., Vazquez, G., Duval, SJ., Phipps, WR., Kurzer, MS. & Messina, MJ. (2010). Clinical studies show no effects of soy protein or isoflavones on reproductive hormones in men: results of a meta-analysis. Fertil Steril. 94(3):997-1007.

Havemann, L., West, SJ., Goedecke, JH., Macdonald, IA., St Clair Gibson, A., Noakes, TD. & Lambert, EV. (2006). Fat adaptation followed by carbohydrate loading compromisesgigh-intensity sprint performance. J Appl Physiol. 100(y):194-202.

Hector, AJ., Marcotte, GR., Churchward-Venne, TA., Murphy, CH., Breen, L., von Allmen, M., Baker, SK. & Phillips, SM. (2015). Whey protein supplementation preserves postprandial myofibrillar protein synthesis during short-term energy restriction in overweight and obese adults. J Nutr. 2015 Feb;145(2):246-52.

Hellerstein, MK. (1996). Synthesis of fat in response to alterations in diet: insights from new stable isotope methodologies. Lipids. 31, S. 117-25.

Herbert, V. (1988). Vitamin B-12: plant sources, requirements, and assay. Am J Clin Nutr. 48(3):852-8.

Hession, M., Rolland, C., Kulkarni, U., Wise, A. & Broom, J. (2008). Systematic review of randomized controlled trials of low-carbohydrate vs. low-fat/low-calorie diets in the management of obesity and its comorbidities. Obesityreviews. 10(1):36-50.

Heymsfield, SB., Harp, JB., Reitman, ML., Beetsch, JW., Schoeller, DA., Erondu, N. & Pietrobelli, A. (2007). Why do obese patients not lose more weight when treated with low-calorie diets? A mechanistic perspective. Am J Clin Nutr, 85(2), S. 346-354.

Hintzpeter, B., Mensink, GB., Thierfelder, W., Müller, MJ. & Scheidt-Nave, C. (2008). Vitamin D status and health correlates among German adults. Eur J Clin Nutr. 62(9):1079-89.

Hossain, MI., Islam, MM., Wahed, MA., Khatun, M. & Kabir, I. (2009). Lentil-based high protein diet is comparable to animal-based diet in respect to nitrogen absorption and nitrogen balance in malnourished children recovering from shigellosis. Asia Pac J Clin Nutr. 18(1):8-14.

Ho-Pham, LT., Nguyen, PL., Le, TT., Doan, TA., Tran, NT., Le, TA. & Nguyen, TV. (2009). Veganism, bone mineral density and body composition: a study in Buddhist nuns. Osteoporos Int. 20(12):2087-93.

Hu, T., Mills, KT., Yao, L., Demanelis, K., Eloustaz, M., Yancy, WS. JR., Kelly, TN., He, J. & Bazzano, La. (2012). Effects of low-carbohydrate diets versus low-fat diets on metabolic risk factors: a meta-analysis of randomized controlled clinical trials. Am J Epidemiol. 1;176 Suppl 7:S44-54.

Hwang, D. (1989). Essential fatty acids and immune response. Faseb J. 3:2052-2061.

Jagim, AR., Oliver, JM., Sanchez, A., Galvan, E., Fluckey, J., Riechman, S., Greenwood, M., Kelly, K., Meininger, C., Rasmussen, C. & Kreider RB. (2012). A buffered form of creatine does not promote greater changes in muscle creatine content, body composition, or training adaptations than creatine monohydrate. J Int Soc Sports Nutr, 13;9(1), 43.

Jäger, R., Purpura, M., Shao, A., Inoue, T. & Kreider, R. (2011). Analysis of the efficacy, safety, and regulatory status of novel forms of creatine. Amino Acids, 40(5), 1369-1383.

Jahreis, G. & Klein, A. (2005). Probiotika, Immunsystem und sportliche Aktivität. Phoenix. S. 12-13.

Jeukendrup, AE., Jentjens, RL. & Moseley, L. (2005). Nutritional considerations in triathlon. Sports Med. 35:163-181.

Johnston, CS., Tjonn, SL., Swan, PD., White, A., Hutchins, H. & Sears, B. (2006). Ketogenic low-carbohydrate diets have no metabolic advantage over nonketogenic low-carbohydrate diets. Am J Clin Nutr. 83(5):1055-61.

Joy, JM., Lowery, RP., Wilson, JM., Purpura, M., O De Souza, E., Wilson, SMC., Kalman, DS., Dudeck, JE. & Jäger, R. (2013). The effects of 8 weeks of whey or rice protein supplementation on body composition and exercise performance. Nutrition Journal. 12(1):86.

Kalman, D., Feldman, S., Martinez, M., Krieger, DR. & Tallon, MJ. (2007). Effect of protein source and resistance training on body composition and sex hormones. J Int Soc Sports Nutr. 4:4.

Katseres, N., Reading, D., Shayya, L., DiCesare, J. & Purser, G. (2009). Non-enzymatic hydrolysis of creatine ethyl ester. Biochemical and Biophysical Research Communications. 386, 363-367.

Keogh, J.B., Pedersen, E. & Petersen, K.S. (2014). Effects of intermittent compared to continuous energy restriction on short-term weight loss and long-term weight loss maintenance. Clinical Obesity, 4(3), S. 150-156.

Kerksick, CM., Rasmussen, CJ., Lancaster, SL., Magu, B., Smith, P., Melton, C., Greenwood, M., Almada, AL., Earnest, CP. & Kreider, RB. (2006). The effects of protein and amino acid supplementation on performance and training adaptations during ten weeks of resistance training. J Strength Cond Res. 20(3):643-53.

Komi, P., Rusko, H., Vos, J. & Vihko, V. (1977). Anaerobic performance capacity in athletes. Acta Physiol Scand 100, S. 107-114.

Larson-Meyer, Enette, D., Willis & Kentz S. (2010). Vitamin D and Athletes. Current Sports Medicine Reports: 9:4, S. 220-226.

Leibel, Rl., Rosenbaum, M. & Hirsch, J. (1995). Changes in energy expenditure resulting from altered body weight. N Engl J Med. 9;332(10):621-8.

Lemon, PW., Dolny, DG. & Yarasheski, KE. (1997). Moderate physical activity can increase dietary protein needs. Can J Appl Physiol. 22(5):494-503.

Longland, T. M., Oikawa, SY., Mitchell CJ., Devries, MC. & Phillips, SM. (2016). Higher compared with lower dietary protein during an energy deficit combined with intense exercise promotes greater lean mass gain and fat mass loss: a randomized trial. Am J Clin Nutr. 103(3): 738-746.

Mamerow, MM., Mettler, JA., English, KL., Casperson, SL., Arentson-Lantz, E., Sheffield-Moore, M., Layman, DK. & Paddon-Jones, D. (2014). Dietary Protein Distribution Positively Influences 24-h Muscle Protein Synthesis in Healthy Adults. J nutr. 144(6):876-880.

Maneesh, M., Dutta, S., Chakrabarti, A. & Vasudevan, DM. (2006). Alcohol abused-duration dependent decrease in plasma testosterone and antioxidants in males. Indian J Physiol Pharmacol. 50(3):291-6.

McDougall, J. (2002). Plant foods have a complete amino acids composition. Circulation. 105:25.

McGarry, JD. & Brown, NF. (1997). The mitochondiral carnitine palmitoyltransferase system:from concept to molecular analysis. Eur J Biochem. 224: 1-14.

Michaëlsson, K., Wolk, A., Langenskiöld, S., Basu, S., Lemming, E. W., Melhus, H. & Byberg, L. (2014). Milk intake and risk of mortality and fractures in women and men: cohort studies. BMJ. 349.

Modrzejewski, A. (2009). Wir essen und trinken uns krank: Der Zusammenhang zwischen modernem Lebensstil und modernen Krankheiten. Norderstedt: Books on Demand.

Moreira, A., Kekkonen, RA., Delgado, L., Fonseca, J., Korpela, R. & Haahtela, T. (2007). Nutritional modulation of exercise-induced immunodepression in athletes: a systematic review and meta-analysis. Eur J Clin Nutr. 61(4):443-460.

Nankivell, BJ. & Murali, KM. (2008). Images in clinical medicine. Renal failure from vitaminC after transplantation. N Engl J Med. 358:e4.
Nechuta, SJ., Caan, BJ., Chen, WY., Lu, W., Chen, Z., Kwan, ML., Flatt, SW., Zheng, Y., Zheng, W., Pierce, JP. & Shu, XO. (2012). Soy food intake after diagnosis of breast cancer and survival: an in-depth analysis of combined evidence from cohort studies of US and Chinese women. Am J Clin Nutr. 96(1):123-132.

Nieman, DC. (2000). Sportimmunologie: Aktuelle Perspektiven für Sportler. Deutsche Zeitschrift für Sportmedizin. 51: 291-196.

Nieman, DC. (2008). Immunonutrition support for athletes. Nutr Rev. 66:310-320.

Novas, A., Rowbottom, D. & Jenkins, D. (2002). Total daily energy expenditure and incidence of upper respiratory tract infection symptoms in young females. Int J Sports Med. 23:465-470.

Parr, EB., Camera, DM., Areta, JL., Burke, LM., Phillips, SM., Hawley, JA. & Coffey VG. (2014). Alcohol ingestion impairs maximal post-exercise rates of myofibrillar protein synthesis following a single bout of concurrent training. PLoS One. 9(2): e88384.

Pellet, V.R. & Young, P.L. (1980). Molecular Nutrition Food Research. Weinheim: WILEY-VCH Verlag GmbH & Co. KGaA.

Philp, A., MacKenzie, M. G., Belew, M. Y., Towler, M. C., Corstorphine, A., Papalamprou, A., Hardie, D. G. & Baar, K. (2013). Glycogen Content Regulates Peroxisome Proliferator Activated Receptor-∂ (PPAR-∂) Activity in Rat Skeletal Muscle. PLoS One. 8(10): e77200.

Pilz, S., Frisch, S., Koertke, H., Kuhn, J., Dreier, J., Obermayer-Pietsch, B., Wehr, E. & Zittermann A. (2011). Effect of vitamin D supplementation on testosterone levels in men. Horm. Metab. Res. 43(3):223-5.

Prasad, AS. (2008). Zinc in human health: effect of zinc on immune cells. Mol Med. 14(5-6):353-7.

Prasad, AS., Beck, FW., Bao, B., Fitzgerald, JT., Snell, DC., Steinberg, JD. & Cardozo, LJ. (2007). Zinc supplementation decreases incidence of infections in the elderly: effect of zinc on generation of cytokines and oxidative stress. Am J Clin Nutr. 85(3):837-44.

Prinzhausen, J. (2015). Warum nehme ich nicht ab?: So wehrt sich der Körper gegen das Schlanksein. Milda: Ketoline nutrition concepts, S. 78.

Poortmans, JR. & Dellalieux, O. (2000). Do regular high protein diets have potential health risks on kidney function in athletes? Int J Sport Nutr Exerc Metab. 10(1):28-38.

Purohit, V. (2000). Can alcohol promote aromatization of androgens to estrogens? A review. Alcohol. 22(3):123-7.

Rohde, T., MacLean, DA. & pedersen, BK. (1998). Effect of glutamine supplementation on changes in the immune system induced by repeated exercise. Med Sci Sports Exerc. 30(6):856-62.

Rosenbaum, M., Hirsch, J., Gallagher, DA. & Leibel RL. (2008). Long-term persistence of adaptive thermogenesis in subjects who have maintained a reduced body weight. Am J Clin Nutr., 88(4):906-12.

Ross, M. & Desai, M. (2013). Developmental Programming of Offspring Obesity, Adipogenesis, and Appetite. Clin Obstet Gynecol. 2013 Sep; 56(3): 529-536.

Roth, E. (2008). Nonnutritive effects of glutamine. J Nutr. 138:2025S-2031S.

Rude, RK., Adams, JS., Ryzen, E., Endres, DB., Niimi, H., Horst, RL., Haddad, JG. Jr. & Singer, FR. (1985). Low serum concentrations of 1,25-dihydroxyvitamin D in human magnesium deficiency. J Clin Endocrinol Metab. 61(5):933-40.

Sacks, F. M., Bray, G. A., Carey, V. J., Smith, S. R., Ryan, D. H., Anton, S. D., McManus, K., Champagne, C. M., Bishop, L. M., Laranjo, N., Leboff, M. S., Rood, J. C., Jonge, L., Greenway, F. L., Loria, C. M., Obarzanek, E. & Williamson, D. A. (2009). Comparison of Weight-Loss Diets with Different Compositions of Fat, Protein, and Carbohydrates. N Engl J Med. 360:859-873.

Shai, I., Schwarzfuchs, D., Henkin, Y., Shahar, D. R., Witkow, S., Greenberg, I., Golan, R., Fraser, D., Bolotin, A., Vardi, H., Tangi-Rozental, O., Zuk-Ramot, R., Sarusi, B., Brickner, D., Schwartz, Z., Sheiner, E., Marko, R., Katorza, E., Thiery, J., Fiedler, G. M., Blüher, M., Stumvoll, M. & Stampfer, M. J. (2008). Weight Loss with a Low-Carbohydrate, Mediterranean, or Low-Fat Diet. N Engl J Med. 359:229-241.

Sarkola, T & Eriksson, CJ. (2003). Testosterone increases in men after a low dose of alcohol. Alcohol Clin Exp Res. 27(4):682-5.

Sarkola, T., Fukunaga, T., Mäkisalo, H. & Eriksson, CJ. (2000). Acute effect of alcohol on androgens in premenopausal women. Alcohol Alcohol. 35(1):84-90.

Simopoulos, AP. (2002). The importance of the ratio of omega-6/omega-3 essential fatty acids. Biomed Pharmacother. 56(8):365-79.

Sánchez-Martínez, R., Zambrano, A., Castillo, AI. & Aranda A. (2008). Vitamin D-dependent recruitment of corepressors to vitamin D/retinoid X receptor heterodimers. Mol Cell Biol. 28(11):3817-29.

Santos, FL., Esteves, SS., da Costa Pereira, A., Yancy, WS., JR. & Nunes, Jp. (2012). Systematic review and meta-analysis of clinical trials of the effects of low carbohydrate diets on cardiovascular risk factors. Obes Rev. 13(11):1048-66.

Spaeth, A. M., Dinges, D.F. & Goel, N. (2015). Resting metabolic rate varies by race and by sleep duration. Obesity. 23(12):2349-2356.

Spillane, M., Schoch, R., Cooke, M., Harvey, T., Greenwood, M., Kreider, R. & Willoughby, S. (2009). The effects of creatine ethyl ester supplementation combined with heavy resistance training on body composition, muscle performance, and serum and muscle creatine levels. J Int Soc Sports Nutr., 6:6.

Średnicka-Tober, D., Barański, M., Seal, C. J., Sanderson, R., Benbrook, C., Steinshamn, H., Gromadzka-Ostrowska, J., Rembiałkowska, E., Skwarło-Sońta, K., Eyre, M., Cozzi, G., Larsen, M. K., Jordon, T., Niggli, U., Sakowski, T., Calder, T.C., Burdge, G. C., Sotiraki, D., Stefanakis, A., Stergiadis, S., Yolcu, H., Chatzidimitriou, E., Butler, G., Stewart G. & Leifert, C. (2016). Composition differences between organic and conventional meat: a systematic literature review and meta-analysis. British Journal of Nutrition 115, 994-1011.

Średnicka-Tober, D., Barański, M., Seal, C. J., Sanderson, R., Benbrook, C., Steinshamn, H., Gromadzka-Ostrowska, J., Rembiałkowska, E., Skwarło-Sońta, K., Eyre, M., Cozzi, G., Larsen, M. K., Jordon, T., Niggli, U., Sakowski, T., Calder, T.C., Burdge, G. C., Sotiraki, D., Stefanakis, A., Stergiadis, S., Yolcu, H., Chatzidimitriou, E., Butler, G., Stewart G. & Leifert, C. (2016). Higher PUFA and n-3 PUFA, conjugated linoleic acid, α-tocopherol and iron, but lower iodine and selenium concentrations in organic milk: a systematic literature review and meta- and redundancy analyses. British Journal of Nutrition (2016), 115, 1043-1060.

Stephen, AI. & Avenell, A. (2006). A systematic review of multivitamin and multimineral supplementation for infections. J Hum Nutr Diet. 19:179-190.

Saunders, AV., Craig, WJ., Baines, SK. & Posen, JS. (2013). Iron and vegetarian diets. Med J Aust. 199(4):11-6.

Tang, AL., Walker, KZ., Wilcox, G., Strauss, BJ., Ashton, JF. & Stojanovska, L. (2010). Calcium absorption in Australian osteopenic-menopausal women: an acute comparative study of fortified soymilk to cows' milk. Asia Pac J Clin Nutr. 19(2):243-9.

Tarnopolsky, MA., Atkinson, SA., MacDougall, JD., Chesley, A., Phillips, S. & Schwarcz, HP. (1985). Evaluation of protein requirements for trained strength athletes. J Appl Physiol., 73(5):1986-95.

Tarnopolsky, Ma., Mac Dougall, JD. & Atkinson, SA. (1985). Influence of protein intake and training status on nitrogen balance and lean body mass. J Appl Physiol. 64(1):187-93.

Thorstenson, A., Larsson, L., Tesch, P. & Karlsson, J. (1977). Muscle strength and fibre composition in athletes and Sedentary men. Med Sci Sports, 9, S. 26-30.

Torún. B., Scrimshaw, NS. & Young VR. (1977). Effect of isometric exercises on body potassium and dietary protein requirements of young men. Am J Clin Nutr., 30(12):1983-93.

Turner-McGrievy, G. M., Davidson, C. R., Wingard, E. E., Wilcox, S. & Frongillo, E. A. (2015). Comparative effectiveness of plant-based diets for weight loss: A randomized controlled trial of five different diets. Nutrition. 31(2): S. 350-358.

Volek, J. & Rawson, E. (2004). Scientific basis and practical aspects of creatine supplementation for athletes. Nutrition, 20(7-8), 609-614.

Volek, J., Sharman, M., Gómez, A., Judelson, D., Rubin, M., Watson, G., Sokmen, B., Silvestre, R., French, D. & Kraemer, W. (2004). Comparison of energy-restricted very low-carbohydrate and low-fat diets on weight loss and body composition in overweight men and women. Nutr Metab (Lond). 1(1):13.

Volek, JS., Volk, BM., Gómez, AL., Kunces, LJ., Kupchak, BR., Freidenreich, DJ., Aristizabal, JC., Saenz, C., Dunn-Lewis, C., Ballard, KD., Quann, EE., Kawiecki, DL., Flanagan, SD., Comstock, BA., Fragala, MS., Earp, JE., Fernandez, ML., Bruno, RS., Ptolemy, AS., Kellogg, MD., Maresh, CM. & Kraemer, WJ. (2013). Whey protein supplementation during resistance training augments lean body mass. J Am Coll Nutr. 32(2):122-35.

Wang, C., Catlin, DH., Starcevic, B., Heber, D., Ambler, C., Berman, N., Lucas, G., Leung, A., Schramm, K., Lee, PW., Hull, L. & Swerdloff, RS. (2005). Low-fat high-fiber diet decreased serum and urine androgens in men. J Clin Endocrinol Metab. 90(6):3550-9.

Wayler, A., Queiroz, E., Scrimshaw, NS., Steinke, FH., Rand, WM. & Young, VR. (1983). Nitrogen balance studies in young men to assess the protein quality of an isolated soy protein in relation to meat proteins. J Nutr. 113(12):2485-91.

Weijs, P.J.M. & Wolfe, R.R. (2016). Exploration of the protein requirement during weight loss in obese older adults. Clinical Nutrition, 35, S. 394-398.

Widenius, TV. (1987). Ethanol-induced inhibition of testosterone biosynthesis in vitro: lack of acetaldehyde effect. Alcohol Alcohol. 22(1):17-22.

Wolfe, RR. (1998). Metabolic interactions between glucose and fatty acids in humans. J Clin Nutr. 67, S. 519-26.

Yancy, WS Jr., Olsen, MK., Guyton, JR., Bakst, RP. & Westman, EC. (2004). A low-carbohydrate, ketogenic diet versus a low-fat diet to treat obesity and hyperlipidemia: a randomized, controlled trial. Ann Intern Med. 140(10):769-77.

Zhang, YF., Kang, HB., Li, BL. & Zhang, RM. (2012). Positive effects of soy isoflavone food on survival of breast cancer patients in China. Asian Pac J Cancer Prev. 13(2):479-482.

Abbildungs-, Tabellen- und Abkürzungsverzeichnis

Abbildungsverzeichnis

Abbildung 1: Energiebereitstellung in der Zelle 18
Abbildung 2: Einnahme von Kreatin 25
Abbildung 3: Kalorienreduktion nach der Dauermethode 60
Abbildung 4: Kalorienreduktion nach der Intervallmethode 70

Tabellenverzeichnis

Tabelle 1: Planung des Körperfettanteils als Mann 14
Tabelle 2: Planung des Körperfettanteils als Frau 14
Tabelle 3: Prozentuale Energiebereitstellung durch Fett 17
Tabelle 4: Prozentanteil weißer Muskelfasern 20
Tabelle 5: Kreatin in Lebensmitteln 22
Tabelle 6: Kalorien der Makronährstoffe 27
Tabelle 7: Aminosäuren 29
Tabelle 8: Biologische Wertigkeit von Lebensmitteln 31
Tabelle 9: Biologische Wertigkeit von Lebensmittelkombinationen .. 32
Tabelle 10: Zuckerarten 34
Tabelle 11: Glykämischer Index 38
Tabelle 12: Dauer der Magenpassage 40
Tabelle 13: Vergleich vom Glykämischen Index und der Glykämischen Last 42
Tabelle 14: Pflanzliche Fette 48
Tabelle 15: Tierische Fette 49
Tabelle 16: Anteil an Omega-3 und Omega-6 Fettsäuren 50
Tabelle 17: Berechnung des Pal-Wert´s 54
Tabelle 18: Faktoren für einen erhöhten Proteinbedarf 76
Tabelle 19: Mindestbedarf an Protein 77

Tabelle 20: Vitamine ... 94
Tabelle 21: Tagesbedarf der Mikronährstoffe ... 96
Tabelle 22: Auswirkung einer Mikronährstoff Unter- oder Überversorgung ... 106
Tabelle 23: Vitamin D Versorgung ... 109
Tabelle 24: Vorgehen bei Vitamin D Mangel ... 111
Tabelle 25: Omega-3 und Omega-6 reiche Lebensmittel ... 120
Tabelle 26: Anteil an Transfettsäuren in Lebensmitteln ... 121
Tabelle 27: Wasserbedarf ... 124
Tabelle 28: Symptome bei Wasserverlust ... 125
Tabelle 29: Mineralstoffe in Schweiß ... 126
Tabelle 30: Alkoholgehalt verschiedener Getränke ... 128
Tabelle 31: Koffeingehalt verschiedener Getränke ... 130
Tabelle 32: Süßstoffe ... 131
Tabelle 33: Mahlzeitentiming ... 135
Tabelle 34: Eiweißpulver im Vergleich ... 140
Tabelle 35: Restitutionsphasen nach dem Training ... 153
Tabelle 36: Regenerationsmaßnahmen ... 155
Tabelle 37: Ernährungsplan Muskelaufbau ... 179
Tabelle 38: Ernährungsplan Fettreduktion ... 180
Tabelle 39: Ernährungsplan Muskelaufbau vegan ... 181
Tabelle 40: Ernährungsplan Fettreduktion vegan ... 182

Abkürzungsverzeichnis

ADH	-	Alkoholdehydrogenase
ADP	-	Adenosindiphosphat
ATP	-	Adenosintriphosphat
DGE	-	Deutsche Gesellschaft für Ernährung
DHA	-	Docosahexaensäure
EPA	-	Eicosapentaensäure
G	-	Gramm
GI	-	glykämischer Index
GL	-	glykämische Last
Kg	-	Kilogramm
KH	-	Kohlenhydrate
KP	-	Kreatinphosphat
KRP	-	Kreatinphosphat
l	-	Liter
mg	-	Milligramm
ml	-	Milliliter
ng	-	Nanogramm
µg	-	Mikrogramm

CPSIA information can be obtained
at www.ICGtesting.com
Printed in the USA
BVHW04s1102280918
528774BV00022B/1511/P